Dr. Talha Ashar

75 Doenças orais e dentárias

Dr. Talha Ashar

75 Doenças orais e dentárias

ScienciaScripts

This book is a translation from the original published under ISBN 978-620-2-07291-5.

Publisher:
Sciencia Scripts
is a trademark of
Dodo Books Indian Ocean Ltd. and OmniScriptum S.R.L publishing group

120 High Road, East Finchley, London, N2 9ED, United Kingdom
Str. Armeneasca 28/1, office 1, Chisinau MD-2012, Republic of Moldova, Europe
Printed at: see last page
ISBN: 978-620-7-79684-7

Índice

Capítulo 1. Macroglossia

VERSÃO LONGA

A macroglossia é basicamente definida como uma perturbação congénita ou adquirida caracterizada por uma língua de grandes dimensões que repousa e se projecta para além dos limites dos dentes e das cristas alveolares. Este aumento indolor dos tecidos da língua desenvolve-se normalmente devido ao desenvolvimento excessivo dos músculos da língua. Os casos sintomáticos podem estar associados a dor e desconforto.

A condição está associada a certas síndromes hereditárias, como a síndrome de Down e a síndrome de Beckwith-Wiedemann, com uma incidência de 1 em cada 700 nados vivos e 0,07 em cada 1000 nados vivos, respetivamente. Algumas condições adquiridas em associação com a macroglossia são:

• Tumores da língua, tais como linfangiomas, hemangiomas e neurofibromas,

• Acromegalia,

• Mixedema,

• Angioedema,

• Amiloidose,

• Reacções alérgicas.

Os sinais e sintomas clínicos que se desenvolvem na macroglossia podem ser resumidos como,

• Respiração ruidosa e forçada,

• Baba de saliva,

• Dificuldades de mastigação e de alimentação,

• Deslizamento da fala,

• Mordida aberta,

• Protrusão do maxilar inferior,

• Língua enrolada,

- Recortes na língua,

- Secura da língua,

- A rachar,

- Aspeto inestético que causa desconforto psicológico,

- Alargamento dos espaços interdentários,

- Formação de úlceras,

- Hemorragia,

- Infecções.

O exame histopatológico revela hipertrofia ou hiperplasia da musculatura da língua nos casos primários. Os casos de macroglossia secundária mostram uma infiltração de elementos anómalos nos tecidos normais da língua. Quando os achados histopatológicos definitivos são evidentes, a condição é denominada macroglossia verdadeira. Nos casos de língua relativamente aumentada devido ao tamanho pequeno da mandíbula, sem histologia definitiva, a condição é classificada como psedomacroglossia.

O diagnóstico definitivo de língua aumentada é normalmente efectuado com base nos sinais e sintomas, juntamente com um exame clínico e físico completo.

O tratamento da macroglossia depende normalmente da sua etiologia e características clínicas. A prevenção da obstrução aguda das vias aéreas deve ser sempre considerada através de traqueostomia. Os métodos conservadores têm um benefício limitado na maioria dos casos. Normalmente, é necessária uma abordagem multidisciplinar, incluindo intervenções médicas e cirúrgicas. Os vários procedimentos são,

- Tiroxina no hipotiroidismo,

- Bromocriptina na acromegalia,

- Glossectomia de redução em casos sintomáticos,

- Excisão conservadora,

- Ressecção cirúrgica ou corte,

- Ressecção em cunha em forma de V,

- Ressecção em cunha circunferencial,

- Combinação de abordagens trans-oral e trans-cervical.

VERSÃO CURTA

É uma perturbação congénita ou adquirida dos tecidos da língua caracterizada pela apresentação de uma língua aumentada que pode causar dificuldades na mastigação, alimentação, respiração, deglutição, fala, para além de preocupações com a aparência inestética de um indivíduo. Pode ser de natureza sintomática ou assintomática e tem sido associada a outras condições médicas, como a síndrome de Down, tumores da língua, hipotiroidismo e acromegalia.

As diferentes características clínicas associadas à macroglossia são,

- Respiração difícil,

- Obstrução das vias respiratórias,

- Dificuldades de fala,

- Dificuldade em comer e engolir,

- Mordida aberta anterior,

- Espaçamento anormal dos dentes,

- Língua recortada,

- Desenvolvimento de infecções,

- Ulceração e hemorragia.

http://europepmc.org/backend/ptpmcrender.fcgi?accid=PMC2541322&blo btype=pdf

http://www.slideshare.net/Elvisdavid89/developmental-disorders-of-tongue-elvis-chiramel-david

http://emedicine.medscape.com/article/873658-overview

Capítulo 2. Disostose mandibulofacial

A disostose mandibulofacial, também conhecida como síndrome de Treacher Collins ou síndrome de Treacher Collins Franceschetti, é uma doença hereditária autossómica dominante pouco frequente que envolve os ossos da face e do crânio. Caracteriza-se também por anomalias no tamanho e na forma das orelhas e das pálpebras, dos ossos das bochechas e dos maxilares superior e inferior.

A mutação genética no gene TCOF1 ocorre nesta malformação congénita que provoca a falha ou a migração incompleta das células da crista neural para a face, levando ao estreitamento da face, a uma mandíbula de tamanho reduzido e a ossos da face menos proeminentes. Afecta igualmente homens e mulheres, sem predileção racial específica. Estima-se que a incidência desta doença seja de 1 em cada 25000 a 50000.

Os sinais e sintomas clínicos importantes da disostose mandibulofacial são,

- Estreitamento do terço inferior do rosto,

- Mandíbula de tamanho pequeno,

- Deformações médio-faciais,

- Queixo retraído com proeminência do entalhe,

- Má oclusão,

- Ausência de dentes,

- Malformação do esmalte dentário,

- Fenda palatina (1/3rd dos casos),

- Ausência de glândulas salivares,

- Defeitos ósseos nasais,

- Anomalias da visão,

- Deformação dos ouvidos que conduz à surdez,

- Dificuldades de alimentação,

- Retardo mental,

- Macrostomia,

- Palato de arco alto,

- Respiração comprometida.

O exame radiográfico mostra ossos zigomáticos reduzidos, seio maxilar subdesenvolvido ou completamente ausente, dentes em falta, maxilares mais pequenos e eminência articular pouco profunda ou ausente.

O diagnóstico desta doença baseia-se nas características clínicas e no aspeto físico. Os exames que podem ser úteis para o diagnóstico definitivo são a ecografia, a TAC e os raios X convencionais.

O tratamento desta perturbação exige uma abordagem multidisciplinar e dependerá das anomalias apresentadas. Anomalias auditivas, problemas respiratórios, problemas de visão, fala, fenda palatina e problemas funcionais devem ser tratados imediatamente. As cirurgias cosméticas, ortognáticas e reconstrutivas devem ser consideradas para melhorar os defeitos ósseos e do ouvido, bem como a aparência geral do indivíduo.

VERSÃO CURTA

Esta doença genética, com um padrão de hereditariedade autossómico dominante, é caracterizada por mutações no gene TCOF1 que levam a uma falha na migração das células da crista neural para a face durante o desenvolvimento do indivíduo. Ambos os sexos são igualmente propensos a desenvolver esta anomalia. As características mais importantes podem ser resumidas da seguinte forma,

- Subdesenvolvimento dos ossos da face,

- Mandíbula de tamanho pequeno,

- Face de dimensão estreita,

- Anomalias dos ouvidos, das pálpebras, do palato e da garganta,

- Manifestação à nascença,

- Retardo mental,

- Má oclusão dos dentes,

- Defeitos dentários.

http://www.slideshare.net/Lazoithelife/mandibulofacial-dysostosis

http://emedicine.medscape.com/article/946143-overview

http://cleftline.org/docs/PDF Factsheets/Treacher Collins.pdf

http: //www.ncbi .nlm.nih.gov/pmc/articles/PMC2571652/

http://www.slideshare.net/Lazoithelife/mandibulofacial-dysostosis

Capítulo 3. Síndrome de Marfan

VERSÃO LONGA

A síndrome de Marfan é uma doença do tecido conjuntivo transmitida geneticamente, com um padrão de hereditariedade autossómico dominante e uma expressão variável que envolve múltiplos sistemas do corpo devido a mutações genéticas nos genes da fibrilina-1 e do TGFBR.

Esta perturbação é frequente, com uma taxa de prevalência que pode ir até 1 em cada 3000-5000 indivíduos, afectando aproximadamente 200 000 americanos. Não foi observada qualquer propensão racial. Os homens são mais frequentemente afectados do que as mulheres.

As várias características clínicas associadas a esta anomalia podem ser descritas como,

- Ectopia lentis,
- Palato de arco alto,
- Encolhimento dos dentes,
- Prolapso da válvula mitral,
- Dilatação da raiz da aorta,
- Pneumotórax espontâneo,
- Anomalias neurológicas,
- Marcas na pele,
- Estatura alta,
- Dígitos longos,
- Hipermobilidade das articulações,
- Escoliose,
- Glaucoma,
- Formação precoce de cataratas,
- Redução da extensão do cotovelo,

- Deformação do esterno,

- Arritmias cardíacas.

O diagnóstico da síndrome de Marfan pode ser confirmado pela gentnosologia, sinais e sintomas clínicos, exame físico, história familiar completa, testes genéticos, características cardiológicas, envolvimento ocular, manifestações esqueléticas e número de órgãos afectados. Os exames seguintes são essenciais.

- Ecocardiograma,

- Aortograma,

- Tomografia computorizada,

- RESSONÂNCIA MAGNÉTICA,

- Exame da lâmpada do local,

- Radiografias do esqueleto,

- Testes pré-natais.

O tratamento da síndrome de Marfan exige uma abordagem multidisciplinar. Seguem-se as características importantes do plano de tratamento.

- Controlo da tensão arterial,

- Restrições às actividades físicas,

- Ecocardiograma anual,

- Exame ortopédico e oftalmológico anual,

- Aconselhamento genético,

- Medicamentos como os bloqueadores beta,

- Intervenção precoce nas mulheres antes da gravidez.

VERSÃO CURTA

Esta doença multissistémica do tecido conjuntivo pode ser descrita como uma anomalia genética comum caracterizada por mutações nos genes da fibrilina-1 e do TGFBR. Normalmente, envolve cerca de seis sistemas de órgãos, predominantemente o coração, os olhos, o sistema esquelético, a pele, os órgãos respiratórios e o SNC. As mutações espontâneas ocorrem em cerca de 25% dos casos.

As características proeminentes são,

- Ectopia lentis,

- Palato de arco alto,

- Encolhimento dos dentes,

- Prolapso da válvula mitral,

- Dilatação da raiz da aorta,

- Anomalias neurológicas,

- Marcas na pele,

- Estatura alta,

- Dígitos longos,

- Hipermobilidade das articulações,

- Escoliose,

- Glaucoma,

Arritmias.

https://www.researchgate.net/publication/6344644 Diagnóstico clínico e gestão da síndrome de Marfan

https://www.google.com.pk/url?sa=t&rct=j&q=&esrc=s&source=web&cd=2&cad=rj a&uact=8&sqi=2&ved=0ahUKEwimj OXq3LnOAhWH 1 hoKH UiJDd8QFgggMAE&url=https%3A%2F%2Fwww. med.unc.edu%2Fmedic ine%2Feducation%2Fresidency%2Ffiles%2Fppt%2F1.8.10%2520Faber%2 520Marfan2019s%2520Syndrome.ppt&usg=AFQjCNG9DaC6m6ygfHtx6l 8UL 9pWuqs4A&sig2=GUbzW6ei5t9pQAlhZ8xSQ&bvm=bv.129422649 ,d.bGs

http://www.scielo.br/pdf/spmj/v128n6/a09v1286.pdf

Capítulo 4. Excesso de crescimento gengival induzido por medicamentos

VERSÃO LONGA

O sobrecrescimento gengival induzido por medicamentos ou fármacos, também designado por hiperplasia gengival secundária a fármacos, pode ser descrito como um sobrecrescimento anormal dos tecidos gengivais. Ocorre normalmente após a administração de anticonvulsivantes, imunossupressores e bloqueadores dos canais de cálcio. Desenvolve-se exclusivamente ou em parte devido ao uso sistémico de medicamentos.

Este tipo de aumento gengival apresenta variações nos padrões inter e intra-pacientes e mostra uma maior predileção pelo desenvolvimento nos tecidos gengivais anteriores. As crianças são mais frequentemente afectadas, com um início rápido nos 3 meses seguintes ao consumo de drogas. O crescimento excessivo é observado principalmente na papila interdental sem qualquer perda associada de ligação ao tecido conjuntivo.

Afecta negativamente as funções orais normais, a fala, a mastigação e a mastigação, a fala, a erupção dos dentes, o sorriso e a estética. As características clínicas mais comuns podem ser resumidas em,

• Envolvem habitualmente a papila interdentária, a gengiva facial e lingual margens,

• Dobra maciça de tecido que cobre a coroa em forma de conta,

• Firme e de cor rosa pálido,

• Gomas resistentes, em forma de amora,

• Hemorragia mínima ou inexistente,

• Projeção abaixo da margem gengival separada por um sulco linear,

• Acumulação de placa secundária a um crescimento excessivo que exacerba a doença,

• Variáveis do medicamento, tais como a dosagem, a duração da terapêutica, os níveis séricos e salivares

são factores de risco significativos,

• A limpeza da área torna-se difícil,

• Regressão do crescimento excessivo nos meses seguintes à descontinuação do medicamento

ou substituição.

O exame histopatológico revela,

• Epitélio acantótico com rete pegs alongados,

• Feixes densos de fibras de colagénio,

• Abundância de fibroblastos,

• A neovascularização é evidente,

• Substância moída amorfa abundante,

• Focos de células inflamatórias crónicas quando os imunossupressores são a causa,

• Numerosas fibras de oxitalano na utilização de fenitoína.

O diagnóstico definitivo da doença depende da aparência clínica e da história clínica. O tratamento dos aumentos gengivais induzidos por medicamentos centra-se em terapias não cirúrgicas e cirúrgicas. As abordagens não cirúrgicas incluem a interrupção, a modificação das doses dos medicamentos e a substituição dos medicamentos. A manutenção de uma boa higiene oral, os enxaguamentos com clorexidina e a remoção do cálculo e da placa bacteriana podem diminuir a gravidade da doença.

A gengivectomia e as terapias de retalho periodontal têm como objetivo a remoção cirúrgica de tecidos aumentados quando outros procedimentos não conseguem resolver a condição.

VERSÃO CURTA

O aumento gengival induzido por medicamentos tem sido observado como uma ocorrência comum associada à utilização de determinados medicamentos, tais como anticonvulsivantes indicados para a epilepsia, imunossupressores como terapia anticancerígena e bloqueadores dos canais de cálcio para o tratamento da hipertensão. Vários factores de risco associados incluem a idade, a dosagem dos medicamentos, a duração da utilização, a genética, a placa pré-existente e a presença de inflamação. Afecta igualmente todas as raças e ambos os sexos.

As características associadas a estas condições são,

• Envolvem habitualmente a papila interdentária, a gengiva facial e lingual margens,

• Dobra maciça de tecido que cobre a coroa em forma de conta,

• Firme e de cor rosa pálido,

• Gomas resistentes, em forma de amora,

• Projeção abaixo da margem gengival separada por um sulco linear.

http://www.eaom.eu/pdf/content/DRUG INDUCED GINGIVAL OVER GROWTH.pdf

http://emedicine.medscape.com/article/1076264-overview#a5

http://www.ncbi.nlm.nih.gov/pmc/articles/PMC3713748/

http://www.ncbi.nlm.nih.gov/pubmed/8724703

http://www.slideshare.net/dimpunani/drug-induced- gingival-enlargement

http://www.slideshare.net/doctorrumal/gingival-enlargements

http://www.slideshare.net/PARTHPMT/gngival-enlargement

Capítulo 5. Mucosite induzida por medicamentos

VERSÃO LONGA

A mucosite induzida por medicamentos ou mucosite oral pode ser reconhecida como o efeito secundário mais comum e debilitante dos agentes quimioterapêuticos utilizados no tratamento do cancro oral. Caracteriza-se pela atrofia e degradação do revestimento da mucosa da cavidade oral, resultando na formação de úlceras.

Desenvolve-se logo após a administração destes medicamentos, num período de 5 a 10 dias, e dura 1 a 2 semanas. A incidência é mais elevada nos doentes tratados com doses elevadas de quimioterapia e de terapia com células estaminais. Varia de uma inflamação ligeira a uma ulceração como manifestação colectiva de numerosos processos biológicos concomitantes e sequenciais.

As seguintes características clínicas e complicações têm sido associadas a esta doença,

- Dor e desconforto,
- Desenvolvimento de infecções orais,
- Alterações de sabor,
- Boca seca,
- Sangramento da mucosa,
- Ulcerações,
- Fadiga e letargia,
- Dificuldade em comer, beber e engolir,
- Má nutrição,
- Problemas de hidratação,
- Necessidade de um consumo elevado de analgésicos e antibióticos,

- Internamentos hospitalares prolongados,

- Eritema,

- Dificuldade em abrir a boca.

A histologia revela,

- Degeneração das fibras de colagénio,

- Hiperplasia,

- Atrofia,

- Degenerescência glandular,

- Displasia,

Paraqueratose.

O diagnóstico da estomatite induzida por medicamentos depende dos achados clínicos e da história de desenvolvimento de lesões e úlceras. A sensibilidade da cultura e a biopsia são úteis. A mucosite oral é basicamente uma doença auto-limitada.

A gestão desta condição envolve o desbridamento e a descontaminação oral com lavagens antibacterianas, agentes mucolíticos e soluções antifúngicas. Os agentes analgésicos tópicos e sistémicos, como a lidocaína viscosa, os colutórios mágicos e a morfina tópica, são úteis para melhorar a qualidade de vida dos indivíduos afectados. Os suplementos nutricionais e as multivitaminas são benéficos. O controlo da hemorragia e a profilaxia são necessários.

VERSÃO CURTA

Esta condição está entre os efeitos secundários mais graves da quimioterapia utilizada para o tratamento de lesões cancerosas na boca. As doses elevadas de agentes quimioterapêuticos resultam na atrofia do epitélio oral e na formação de úlceras. Ocorre logo após a administração destes medicamentos e afecta mais frequentemente a deglutição, a alimentação, a ingestão de bebidas e as funções orais diárias.

De seguida, apresentam-se as características mais frequentes desta doença.

- Dor,

- Desconforto,

- Sensação de ardor na boca,

- Perturbações do paladar,

- Úlceras orais,

- Mucosa fina e sensível,

- Sensibilidade,

- Boca seca,

- Fadiga,

- Sangramento da mucosa.

http://www.slideshare.net/fovak/oral-mucositis-in-cancer-care

http://emedicine.medscape.com/article/1079570-overview

http://emedicine.medscape.com/article/1079570-medication

http://cdn.intechopen.com/pdfs-wm/47880.pdf

Capítulo 6. Pigmentação das mucosas induzida por medicamentos

VERSÃO LONGA

A pigmentação das membranas mucosas orais induzida por medicamentos ou fármacos é um dos efeitos adversos mais frequentes de certos agentes terapêuticos administrados para fins de tratamento. Está documentado como sendo aproximadamente 10%-20% de todos os casos de hiperpigmentação adquirida.

A patogénese da pigmentação oral induzida por medicamentos é bastante variável, dependendo do agente causador. A maioria das vezes envolve,

- Acumulação de pigmentos de melanina,

- Deposição do próprio fármaco ou de um dos seus metabolitos,

- Formação de pigmentos sob a influência de drogas,

- Deposição de ferro na sequência de lesões dos vasos dérmicos.

Os medicamentos que podem causar pigmentação da mucosa oral podem ser classificados como,

- Medicamentos anti-maláricos, como a cloroquina e a quinacrina,

- Hidroxicloroquina,

- Quinidina,

- Minociclina,

- Tetraciclina,

- Clorpromazina,

- Zidovudina,

- Contraceptivos orais.

Clinicamente, as lesões de pigmentação têm um aspeto liso. A quinidina provoca lesões cinzento-azuladas ou negro-azuladas. A maioria dos casos provoca pigmentações no palato duro e áreas associadas. A utilização de minociclina resulta numa pigmentação azul-acinzentada dos tecidos gengivais.

O diagnóstico é confirmado com base na história clínica e no exame clínico das pigmentações. Estas lesões são, na sua maioria, de natureza benigna e o principal problema é de natureza estética. A maioria das lesões desaparece após a descontinuação dos medicamentos. Os agentes despigmentantes tópicos e a terapia laser são benéficos para o tratamento de lesões pigmentadas persistentes.

VERSÃO CURTA

Esta condição é considerada um dos efeitos secundários mais frequentemente observados de certos medicamentos, como os anti-maláricos cloroquina, quinacrina, quinidina e antibióticos como a tetraciclina e a minociclina.

A descoloração oral induzida por fármacos é, na sua maioria, de natureza benigna e desaparece após a identificação e descontinuação dos agentes agressores. A pigmentação varia de cinzento-azulado a cinzento-escuro, dependendo do fármaco utilizado. Os agentes despigmentantes tópicos e a terapia laser são utilizados para o tratamento de lesões de longa duração.

http://www.slideshare.net/ssuser55e775/pigmented-lesions-of-oral-mucosa

http://emedicine.medscape.com/article/1069686-treatment

http://emedicine.medscape.com/article/1069686-clinical

http://emedicine.medscape.com/article/1069686-overview#a6

http://www.dermnetnz.org/topics/drug-induced-skin-pigmentation/

http://www.slideshare.net/vibhutikaul/oral-pigmentation

Capítulo 7. Melanoma

VERSÃO LONGA

O melanoma está documentado como sendo um dos cancros de pele mais graves, apresentando-se raramente na cavidade oral e afectando as células produtoras de pigmento melanina, conhecidas como melanócitos, nas camadas basais da epiderme. Apresenta elevadas taxas de mortalidade, tanto em homens como em mulheres. As lesões do melanoma das mucosas podem desenvolver-se nas membranas mucosas que revestem o nariz, a boca, o esófago, o ânus, o trato urinário e a vagina.

Estas lesões desenvolvem-se mais frequentemente devido a mutações genéticas causadas por danos não reparados no ADN das células da pele, o que resulta na sua multiplicação rápida e descontrolada, formando tumores malignos. A causa mais comum das lesões de melanoma é a exposição contínua à radiação solar UV que resulta em queimaduras solares. Os indivíduos geneticamente predispostos correm um risco mais elevado. Os factores de risco podem ser resumidos da seguinte forma

- Exposição à luz solar, incluindo os raios UVA e UVB,

- Maior número de sinais cutâneos, especialmente sinais atípicos,

- Pele mais clara, cabelo e cor dos olhos mais claros,

- História prévia de lesões melanóticas,

- Sardas,

- Incapacidade de se bronzear,

- História familiar,

- Predisposição genética,

- Mutações dos genes BRAF e p-53.

As características clínicas do melanoma podem ser resumidas da seguinte forma,

- Assintomático nas fases iniciais,

- Comichão na pele,

- Episódios de hemorragia,

- Dor e desconforto,

- Pode ser focal ou difusa,

- Placas maculares castanhas ou pretas com margens irregulares,

- Pode haver uma risca castanha ou preta por baixo da superfície da pele,

- Pode haver um hematoma que não cicatriza na apresentação.

O melanoma pode ser classificado como,

- Melanoma de disseminação superficial,

- Melanoma nodular,

- Melanoma de lentigo maligno,

- Acral lentiginoso,

- Mucosa lentiginosa,

- Melanoma amelanótico.

A identificação e o diagnóstico precoces do desenvolvimento do melanoma são de importância primordial, o que exige,

- Biópsia,

- Auto-exame da pele,

- Consultas médicas regulares,

- Fotografias sequenciais para avaliação de toupeiras novas e antigas,

- Consulta da criança aos 10 anos de idade, seguida de um exame semestral,

O tratamento do melanoma inclui,

- Excisões com margens amplas,

- Medicamentos imunossupressores,

- Excluir metástases com a ajuda da TAC e da RMN,

- Quimioterapia,

- Radioterapia,

- Terapia genética,

Perfil para o desenvolvimento de vacinas.

VERSÃO CURTA

Trata-se de uma das formas mais perigosas de cancro da pele, que raramente afecta as membranas mucosas orais. Estas lesões afectam as células produtoras de melanina, os melanócitos, que se encontram por baixo das camadas basais da epiderme. As mutações genéticas que levam a danos no ADN não reparados nos melanócitos devido à exposição excessiva à radiação solar UV são responsáveis pela maioria dos casos de melanoma.

Um elevado número de pintas atípicas, sardas na pele, incapacidade de se bronzear e predisposição familiar são alguns dos factores de risco adicionais. As lesões apresentam-se inicialmente sem sintomas, seguidos de dor, desconforto, comichão e hemorragia nos casos avançados.

A identificação precoce através da história familiar e do exame clínico, seguida da confirmação do diagnóstico, é extremamente importante para a prevenção de metástases e para o tratamento imediato destas lesões. A cirurgia, a quimioterapia, a radioterapia e as estratégias combinadas têm como objetivo a remoção das lesões numa fase precoce.

http: //www.skincancer.org/skin-cancer-information/melanoma

http://www.mayoclinic.org/diseases-conditions/melanoma/basics/definition/con-20026009

http://www.slideshare.net/vaishnavisnair/melanoma-42271844

http://www.slideshare.net/ssuser55e775/pigmented-lesions-of-oral-mucosa

http://www.slideshare.net/vibhutikaul/oral-pigmentation

Capítulo 8. Mácula melanótica

Uma mácula melanótica pode ser definida como uma lesão benigna, uma sarda ou uma mancha escura que se encontra normalmente nos lábios, no interior da boca, nas gengivas, no palato, na mucosa bucal e nos órgãos genitais. Esta lesão melanocítica invulgar é única nos tecidos das mucosas. Um aumento da produção de melanina pelos melanócitos da camada basal é a principal razão para o seu desenvolvimento.

É de natureza reactiva e desenvolve-se quase exclusivamente na população negra. As mulheres têm maior propensão para serem afectadas por estas sardas. As máculas melanóticas orais apresentam determinadas características que as diferenciam das lesões cutâneas,

• Apresenta-se como uma lesão solitária em indivíduos de pele clara,

• Cor escura,

• De contorno oval ou irregular,

• Cor acastanhada ou mesmo preta,

• Ocorrem normalmente no lábio inferior, tecidos gengivais, palato e mucosa bucal,

• Com cerca de menos de 1 cm de dimensão,

• O tamanho mantém-se constante,

• Na maioria das vezes assintomática e benigna,

• Sem predileção de género,

• Não há aumento do número de melanócitos.

A histopatologia revela,

- Epitélio normal com numerosos grânulos de pigmento de melanina,

• Não há proliferação evidente de células produtoras de melanina.

A biopsia da pele é indicada para determinar o carácter benigno desta lesão. Uma vez confirmado o diagnóstico, a lesão pode ser facilmente removida,

- Crioterapia,

- Tratamento laser sob a forma de terapia de luz intensa pulsada,

- Excisão cirúrgica que pode deixar uma cicatriz.

Não foi observada qualquer recorrência após o tratamento.

VERSÃO CURTA

Esta lesão benigna desenvolve-se devido ao aumento da síntese de pigmentos de melanina pelos malanócitos da camada basal e apresenta-se habitualmente no lábio inferior, palato, mucosa bucal e gengivas da cavidade oral. Extra-oralmente, pode afetar as superfícies da pele, especialmente os órgãos genitais. O diagnóstico é confirmado através de um exame clínico e de uma biopsia cutânea. Uma vez removidas, estas lesões não apresentam qualquer recorrência.

As características clínicas associadas a estas lesões são,

- Apresenta-se como uma lesão solitária em indivíduos de pele clara,

- De cor escura,

- De contorno oval ou irregular,

- Cor acastanhada ou mesmo preta,

- Ocorre frequentemente no lábio inferior, tecidos gengivais, palato e mucosa bucal,

- Com cerca de menos de 1 cm de dimensão,

- O tamanho mantém-se constante,

- Na maioria das vezes assintomática e benigna,

- Sem predileção de género,

- Não há aumento do número de melanócitos.

http://www.slideshare.net/ssuser55e775/pigmented-lesions-of-oral-mucosa

http://healthool.com/melanotic-macule/#melanotic-macule-symptoms

http://www.slideshare.net/vibhutikaul/oral-pigmentation

Capítulo 9. Carcinoma metastático

O carcinoma ou cancro metastático é fatal devido à sua capacidade de se espalhar pelo corpo, longe do seu local de ocorrência ou origem. As células cancerígenas podem invadir localmente células e tecidos normais próximos ou podem apresentar a caraterística de disseminação regional ou metástase para gânglios linfáticos, órgãos e tecidos próximos.

Durante o processo de metástase, as células que se dividem rapidamente separam-se do seu local de origem e viajam através da corrente sanguínea ou dos gânglios linfáticos, resultando na formação de cancros metastáticos. As etapas da metástase podem ser descritas como

- Invasão dos tecidos normais circundantes,

- Libertação de células neoplásicas,

- Sobrevivência no novo ambiente,

- Estagnação nos leitos capilares de órgãos distantes,

- Penetração de vasos e crescimento de células tumorais disseminadas.

As células cancerosas podem metastizar para quase todos os órgãos ou tecidos do corpo através do sangue e da linfa. Os locais mais comuns de metástases de cancro são os tecidos ósseos, o fígado, os pulmões, os gânglios linfáticos, o cérebro, o peritoneu, as glândulas supra-renais e a vagina. Os diferentes tipos de cancro apresentam diferentes locais de metástases ou de disseminação.

Os sinais e sintomas comuns associados ao carcinoma metastático dependem do ponto de vista da disseminação e podem ser resumidos da seguinte forma

- dor e desconforto,

- fracturas ósseas,

- dor de cabeça,

- tonturas,

- ataques de epilepsia,

- falta de ar,

- iterícia.

A prevenção das metástases do cancro é a melhor estratégia de tratamento. Uma vez disseminado, torna-se extremamente difícil parar a sua propagação. Na maioria dos casos, são planeados regimes de cirurgia, quimioterapia, radioterapia e combinações. Os diferentes cancros respondem de forma variável aos procedimentos de tratamento. Os principais objectivos do tratamento são,

- Parar ou abrandar a propagação metastática,

- Alívio dos sintomas.

VERSÃO CURTA

A produção rápida e anormal de determinadas células no organismo, com tendência a invadir localmente os tecidos vizinhos e a espalhar-se regionalmente para tecidos distantes através da corrente sanguínea ou do sistema linfático, é designada por carcinoma metastático. Trata-se de uma situação fatal e potencialmente fatal, que deve ser tratada o mais cedo possível.

As células metastáticas apresentam características da sua origem primária e esta qualidade ajuda a diagnosticar a natureza da metástase. Os órgãos mais frequentemente afectados são os ossos, o cérebro, o fígado, os pulmões e os gânglios linfáticos. As características comuns das células metastáticas são

- dor e desconforto,

- fracturas ósseas,

- dor de cabeça,

- tonturas,

- ataques de epilepsia,

- falta de ar,

- Icterícia.

http://www.cancer.gov/types/metastatic-cancer

http://www.slideshare.net/SandeepVerma13/cancer-and-metastasis

http://www.slideshare.net/AliHatami2/metastasis-29424862

http://www.slideshare.net/AliHatami2/metastasis-29424862

Capítulo 10. Adenoma monomórfico

VERSÃO LONGA

Os adenomas monomórficos podem ser descritos como neoplasias raras, não malignas, que se desenvolvem nas glândulas salivares do corpo. Geralmente resultam da proliferação de um único tipo de célula, o que dá o nome caraterístico de adenoma monomórfico. Também são observados adenomas de dois tipos de células. Representa menos de 3% de todos os tumores na população em geral.

Estes tumores têm uma maior propensão para se desenvolverem na área do lábio superior, mucosa bucal e glândulas salivares major, especialmente a glândula parótida. Raramente afectam as glândulas salivares minor. Os indivíduos entre a terceira e a oitava década de vida têm maiores probabilidades de desenvolver estes tumores. Foram observados numerosos subtipos de adenoma monomórfico com padrões histológicos variados.

Seguem-se as características mais importantes do adenoma monomórfico,

- Neoplasia ductal benigna das glândulas salivares,
- Padrão epitelial uniforme e celularidade,
- Não possui o estroma condromixoide do adenoma pleomórfico.

As implicações prognósticas destes tumores requerem o estabelecimento do diagnóstico diferencial destas lesões. Inclui,

- Adenocarcinoma,
- Carcinoma adenoide cístico,
- Carcinoma basalóide de células escamosas,
- Mucocele,
- Cisto sebáceo,
- Lipoma,
- Quisto nasolabial.

O planeamento adequado do tratamento destas lesões depende da extensão e da localização dos tumores.

• Parotidectomia superficial ou parcial para lesões nas glândulas salivares principais,

• Excisão com uma borda limitada de tecidos normais para glândulas salivares menores.

VERSÃO CURTA

Trata-se de tumores das glândulas salivares, pouco frequentes e de natureza benigna. As glândulas salivares maiores, como as glândulas parótidas, são as mais frequentemente afectadas nestes casos. A mucosa bucal do lábio superior e as glândulas salivares minor também podem ser afectadas em alguns casos.

As características que diferenciam estas lesões do adenoma pleiomórfico são,

• Tumores ductais benignos,

• Celularidade uniforme,

• Carece do estroma condroide e mixoide observado nos adenomas pleomórficos.

http: //www.ncbi .nlm.nih.gov/pubmed/6281711

http://www.ncbi.nlm.nih.gov/pmc/articles/PMC1900516/pdf/amjpathol001 83-0018.pdf

http://www.slideshare.net/shabeelpn/salivary-gland-neoplasms

http://www.slideshare.net/UDDent/salivary-glands-disorders-ii

http://www.slideshare.net/drpuls/benign-salivary-gland-tumours

http://medical-dictionary.thefreedictionary.com/monomorphic+adenoma

http://www.jdas.in/article.asp?issn=2277-4696;year=2014;volume=3;issue=2;spage=108;epage=110;aulast=Kulkarni

Capítulo 11. Mucoceles

VERSÃO LONGA

Uma acumulação de muco numa estrutura que provoca a sua expansão e aumento de tamanho é designada por mucocele, que está documentada como uma das lesões mais comuns que afectam a mucosa oral. Uma mucocele ou quisto de extravasamento de muco do lábio desenvolve-se quando o fluido salivar ou as secreções de muco escapam para os tecidos vizinhos e são envolvidos por um revestimento de tecido conjuntivo ou de granulação. Isto resulta no desenvolvimento de um nódulo macio, liso, redondo e cheio de líquido.

O lábio interno é a localização mais frequente destas lesões e representa aproximadamente 75% de todas as mucoceles. Podem também aparecer no pavimento da boca, nos tecidos gengivais, na superfície interna das bochechas e na língua. Um episódio de traumatismo ou lesão na sequência de mordedura ou sucção dos lábios provoca danos nos pequenos canais das glândulas salivares no interior dos lábios. A obstrução, a inflamação e a infeção também fazem parte dos factores etiológicos. A rutura destes pequenos canais excretores resulta na acumulação de muco no tecido conjuntivo do lábio inferior.

As seguintes características estão associadas a estas lesões quísticas,

- Lesões assintomáticas mas incómodas,

- Transparente, cheio de muco e em forma de cúpula,

- Pode ocorrer de forma solitária ou múltipla,

- O tamanho varia de 1 a 15 mm,

- Lesões superficiais azuladas a translúcidas devido à subcategoria capilares,

- As lesões profundas são da mesma cor que a dos lábios,

- As lesões hemorrágicas imitam o hemangioma,

- A recorrência repetida está associada a estes quistos.

O diagnóstico definitivo é confirmado com a ajuda de uma biopsia para excluir lesões malignas. O exame de CBCT é extremamente benéfico. O tratamento das mucoceles é bastante simples. No entanto, as taxas de recorrência são muito elevadas.

- As lesões superficiais curam-se espontaneamente sem qualquer tratamento específico. O óleo de onagra tem mostrado resultados prometedores para os quistos superficiais,

- No caso de lesões superficiais e mais profundas persistentes, a remoção cirúrgica completa, a marsupialização, a criocirurgia, a ablação por laser e a micromarsupialização são benéficas, quase sem hipóteses de recorrência.

VERSÃO CURTA

Pode ser definida como um saco revestido por epitélio e cheio de muco, capaz de se expandir devido à presença de secreções e de um revestimento fino que confere uma consistência suave e macia à lesão. Entre as causas da mucocele contam-se os traumatismos, as lesões, as infecções, os pólipos e a inflamação.

Os sinais e sintomas clínicos destas lesões resumem-se a,

- Lesões assintomáticas,

- Transparente, com muco e em forma de cúpula,

- Pode ocorrer de forma solitária ou múltipla,

- Diâmetro de 1-15 mm,

- Lesões superficiais azuladas a translúcidas devido à subcotação

capilares,

- As lesões profundas são da mesma cor que a dos lábios,

- As lesões hemorrágicas imitam o hemangioma,

- Elevada taxa de recorrência.

http://143.107.206.201/bdj/bdj4(1)/trab0441.pdf

http://www.slideshare.net/UDDent/salivary-glands-disorders-ii

http://www.slideshare.net/drpuls/benign-salivary-gland-tumours

http://www.dermnetnz.org/topics/mucocoele-of-the-lip

http://radiopaedia.org/articles/mucocoele

http://www.slideshare.net/drpuls/mucocele-37152088

Capítulo 12. Carcinoma mucoepidermóide

VERSÃO LONGA

O carcinoma mucoepidermóide tem sido documentado como o tumor maligno mais prevalente que afecta as glândulas salivares em indivíduos idosos. Representa aproximadamente 35% de todos os tumores malignos das glândulas salivares maiores e menores. Pode também desenvolver-se nos brônquios dos pulmões, nas glândulas tiroide, na mama, na trompa de Eustáquio do ouvido e no saco lacrimal.

As mulheres têm maiores probabilidades de desenvolver esta doença maligna e estima-se que o rácio entre mulheres e homens seja de 3:2. Os indivíduos com idades compreendidas entre os 30 e os 80 anos, com um pico de idade de 50 anos, são os mais frequentemente afectados. No entanto, é também a neoplasia maligna das glândulas salivares mais comum em crianças.

Este tipo único de carcinoma contém três elementos celulares em proporções variáveis.

- Células escamosas,
- Células secretoras de muco ou mucócitos e..,
- Células intermédias.

As características clínicas e histológicas desta doença maligna estão resumidas abaixo,

- Geralmente assintomática e indolor na apresentação,
- Pode ser circunscrita, fixa, infiltrativa ou capsulada,
- Tumor sólido com espaços císticos,
- As células mucosas são maiores do que as células epidermóides nos tumores de baixo grau e o contrário acontece nas lesões de alto grau,

- A maioria tem menos de 4 cm de tamanho,

- Crescimento lento e fixo ou inchaço de duração variável,

- A fase de crescimento acelerado com dor nos tumores de alto grau é observada aquando da manifestação clínica,

- Ternura,

- Otorréia,

- Disfagia ou dificuldade em engolir,

- Trismo,

- Tumores intra-orais de cor vermelha azulada e flutuantes,

- Ocasionalmente, ocorre invasão do osso subjacente,

- Mimetiza os quistos de extravasamento de muco.

Estes tumores devem ser diferenciados de,

- Sialometaplasia necrotizante,

- Sialadenite crónica,

- Cistadenoma,

- Cistoadenocarcinoma,

- Carcinoma de células escamosas,

- Tumores metastáticos,

- Carcinoma mioepitelial.

O tratamento do carcinoma muco-epidermoide varia consoante o local, o estádio e o grau das lesões.

- A excisão local ampla está indicada nas lesões de grau I e II,

- A excisão radical com ou sem dissecção do pescoço e radioterapia pós-operatória é utilizada em lesões de grau III e IV.

VERSÃO CURTA

O carcinoma mucoepidermóide é definido como a neoplasia maligna mais comum das glândulas salivares, contendo três elementos celulares principais em proporções variáveis, incluindo células epidermóides, células secretoras de muco e células intermédias. Tem sido observada tanto em indivíduos idosos como em crianças. A idade de pico da sua ocorrência é por volta da 5th década de vida.

Seguem-se as principais características destes tumores malignos,

• Geralmente assintomática na apresentação,

• Pode ser circunscrita, fixa, infiltrativa ou capsulada,

• Tumor sólido com espaços císticos,

• As células mucosas são mais numerosas do que as células epidermóides nos tumores de baixo grau e o contrário acontece nas lesões de alto grau,

• A maioria tem menos de 4 cm de tamanho,

• Crescimento lento e fixo de duração variável,

• A fase de crescimento acelerado com dor nos tumores de alto grau é observada aquando da manifestação clínica,

• Ternura,

• Otorréia,

• Dificuldade em engolir,

• Abertura limitada da boca.

http://radiopaedia.org/articles/mucoepidermoid-carcinoma-of-salivary-glândulas

http: //www.oralcancerfoundation.org/facts/rare/mc/

http://www.slideshare.net/sasikumars/salivary-gland-tumors-41951059

http://www.slideshare.net/UDDent/salivary-glands-disorders-ii

Capítulo 13. Penfigoide das mucosas

VERSÃO LONGA

O penfigoide da membrana mucosa pode ser descrito como um grupo de doenças auto-imunes pouco frequentes que se manifestam como lesões vesiculosas que envolvem as membranas mucosas do corpo humano. São produzidos auto-anticorpos que começam a reagir com proteínas presentes nas membranas mucosas e nos tecidos da pele, causando a separação do epitélio da membrana basal. Também é designado por penfigoide cicatricial ou penfigoide oral.

Afecta predominantemente as membranas mucosas da boca e dos olhos, seguidas do nariz, esófago, garganta, traqueia, órgãos genitais e ânus. O palato, a língua, os lábios, a mucosa bucal e o pavimento da boca são afectados intra-oralmente. Afecta mais frequentemente indivíduos com idades compreendidas entre os 3 -7^{rdth} anos, com um pico de incidência por volta dos 70 anos. As mulheres têm maior probabilidade de desenvolver estas lesões do que os homens, numa proporção de 2:1.

Os sinais e sintomas característicos associados a estas lesões são,

- Conjuntivite,

- Dor e rangido nos olhos,

- Deficiência visual e visão,

- Bolhas nas gengivas,

- Dificuldade em engolir,

- Ulceração oral,

- Perda de peso,

- Bolhas de pele com comichão e sangramento,

- Epistaxe,

- Crostas no nariz,

- Bolhas dolorosas, erosões e ulceração dos órgãos genitais,

- Gengivite descamativa localizada ou generalizada,

- Presença de bula intacta em alguns casos.

O diagnóstico baseia-se na aparência clínica da formação de bolhas e cicatrizes e é confirmado com a ajuda de biópsia para estudos histopatológicos e estudos directos de imunofluorescência. Os estudos de imunofluorescência indireta podem ser realizados através da recolha de amostras de sangue.

A estratégia de tratamento tem como objetivo a cessação da formação de bolhas nas membranas mucosas e nos tecidos da pele, a promoção da cicatrização e a prevenção da formação de cicatrizes. É necessária uma equipa de médicos especialistas para o tratamento desta doença devido à diversidade do envolvimento de órgãos. É necessário um acompanhamento regular e cuidados de manutenção para se conseguir um bom prognóstico. As várias estratégias incluem,

- Manutenção da higiene oral,

- Tópico dos esteróides,

- Esteróides sistémicos,

- Esteróides intralesionais,

- Lavagens tópicas com ciclosporina,

- Colírios de corticosteróides,

- Dieta suave, suplementos nutricionais,

- Combinação de medicamentos e cirurgia envolvendo diferentes órgãos.

VERSÃO CURTA

Uma doença autoimune que afecta as membranas mucosas do corpo humano e que se caracteriza pela formação de bolhas devido ao ataque reativo de auto-anticorpos ao epitélio, causando a sua destruição e descolamento da membrana basal, é conhecida como penfigoide das membranas mucosas ou penfigoide cítrico ou penfigoide oral. As membranas mucosas da boca e dos olhos são as mais frequentemente afectadas, seguidas do nariz, esófago, garganta, traqueia, órgãos genitais e ânus, especialmente nas mulheres e nos idosos.

As características comuns que têm sido observadas nesta condição são,

• Conjuntivite,

• Dor e rangido nos olhos,

• Deficiência visual e visão,

• Bolhas nas gengivas,

• Dificuldade em engolir,

• Ulceração oral,

• Perda de peso,

• Bolhas de pele com comichão e sangramento,

• Epistaxe,

• Crostas no nariz,

• Bolhas dolorosas, erosões e ulceração dos órgãos genitais,

• Gengivite descamativa.

http://www.dermnetnz.org/topics/mucous-membrane-pemphigoid/

http://rarediseases.org/rare-diseases/mucous-membrane-pemphigoid/

http://www.webmd.com/skin-problems-and-treatments/mucous-membrane-penfigoide http://www.slideshare.net/RawanAbuayyash/pemphigoid

Capítulo 14. Síndrome de Neoplasia Endócrina Múltipla Tipo III

VERSÃO LONGA

As síndromes de neoplasia endócrina múltipla são doenças transmitidas geneticamente, com um padrão de hereditariedade autossómico dominante, caracterizadas por alterações hiperplásicas e neoplásicas num grande número de tecidos e glândulas do corpo humano. A sua classificação baseia-se no tipo de glândula endócrina afetada.

• A MEN tipo I inclui uma acumulação de tumores das glândulas paratiróides, pancreáticas e pituitárias,

• O MEN tipo II ou tipo IIA é basicamente uma associação de feocromocitoma e carcinoma medular da tiroide,

• MEN tipo III ou tipo IIB revela uma consequência combinada de ganglioneuromatose intestinal, neuromas da mucosa, nervos corneanos proeminentes e MEN tipo II ou tipo IIA.

As características manifestadas na MEN tipo III resumem-se a,

• Desenvolve-se numa idade precoce, mesmo em bebés com 3 meses de idade,

• As pessoas mais velhas, com mais de 70 anos, também foram afectadas,

• Lesões de crescimento rápido com um início mais rápido do que outros tipos,

• Aparecem sob a forma de borbulhas brilhantes,

• Hábito marfanoide,

• Neuromas das mucosas que afectam os tecidos orais e oculares,

• Espessamento das pálpebras,

• Nervos da córnea,

- Neuromas subconjuntivais,

- Diarreia ou obstipação,

- Megacólon,

- Anomalias da coluna vertebral,

- Membros longos,

- Juntas soltas.

O diagnóstico de MEN tipo III depende de uma história médica e familiar completa e do exame das características clínicas. Os testes seguintes são confirmativos,

- Testes genéticos,

- Rastreio dos membros da família,

- Análises ao sangue e à urina,

- Ultrassonografia,

- Tomografia computorizada,

O tratamento envolve a remoção do tumor juntamente com a remoção completa da glândula afetada. Ainda não se conhece uma cura definitiva para estas síndromes e as intervenções são efectuadas de acordo com as alterações nas glândulas individuais. A remoção cirúrgica preventiva da glândula tiroide é frequentemente indicada, seguida da administração de tiroxina ao longo da vida.

VERSÃO CURTA

A MEN tipo III é uma das doenças hereditárias com um padrão de transmissão genética autossómica dominante, com alterações hiperplásicas e neoplásicas em várias glândulas endócrinas. A presença de feocromocitoma, carcinoma medular da tiroide, ganglioneuromatose intestinal, neuromas da mucosa e nervos corneanos proeminentes definem a MEN tipo III.

As características mais importantes são resumidas a seguir,

• Desenvolve-se numa idade precoce, mesmo em bebés de 3 meses de idade,

• As pessoas mais velhas, com 70 anos de idade, também foram afectadas,

• Lesões de crescimento rápido com um início mais rápido do que outros tipos,

• Aparecem sob a forma de borbulhas brilhantes,

• Hábito marfanoide,

• Neuromas das mucosas que afectam os tecidos orais e oculares,

• Espessamento das pálpebras,

• Nervos da córnea,

• Neuromas subconjuntivais,

• Diarreia ou obstipação,

• Megacólon,

• Anomalias da coluna vertebral,

• Membros longos,

• Juntas soltas.

http://www.slideshare.net/knowmedge/internal-medicine-board-review-neoplasia endócrina múltipla

http: //www.ncbi .nlm.nih.gov/pubmed/1682109

http://www.merckmanuals.com/home/hormonal-and-metabolic-doenças/síndromes de neoplasia endócrina múltipla/síndromes de neoplasia endócrina múltipla

Capítulo 15. Mieloma múltiplo

O mieloma múltiplo pode ser descrito como uma doença maligna das células sanguíneas caracterizada por um aumento da proliferação e da produção de células plasmáticas na medula óssea. É considerada uma doença incurável. Trata-se de uma doença hematológica progressiva que afecta os plasmócitos produtores de imunoglobulinas, que constituem uma parte essencial do sistema imunitário humano.

O mieloma múltiplo caracteriza-se por uma produção excessiva de plasmócitos anormalmente formados e, subsequentemente, por um excesso de anticorpos monoclonais intactos que contêm apenas cadeias mais leves, conhecidas como proteínas de Bence Jones. Está documentado como sendo o segundo cancro do sangue mais comum, a seguir ao linfoma não Hodgkin. Os factores de risco para o seu desenvolvimento são,

- Idade superior a 60 anos,

- Genética,

- Imunidade deficiente,

- Benzeno,

- Exposição à radiação,

- Exposição a pesticidas,

- Vírus do herpes do sarcoma de Kaposi,

- Raça negra africana,

As características clínicas do mieloma múltiplo podem ser descritas como,

- Pode ser assintomática ou sintomática,

- Anemia,

- Lesões ósseas que provocam a sua destruição,

- Infiltração da medula óssea,

- Doenças renais que conduzem a uma insuficiência renal,

- Hipercalecemia,

- Aumento das probabilidades de desenvolvimento de infecções,

- Dor na zona lombar e nas costelas,

- Fraqueza e letargia,

- Fracturas ósseas patológicas,

- Neuropatias.

O diagnóstico do mieloma múltiplo depende da história do doente, do exame, da biópsia, dos resultados laboratoriais da análise da função renal, das análises ao sangue, das análises ósseas, dos níveis de proteínas, das análises à urina, do aspirado da medula óssea, juntamente com estudos imagiológicos como a TAC, a RMN, a PET e as radiografias do esqueleto.

A gestão desta doença requer o tratamento de todas as complicações e problemas.

- Esteróides com furosemida, hidratação, bifosfonatos para problemas renais,

- Evitar os AINEs,

- Alívio da dor através de um posicionamento e apoio adequados, bifosfonatos, radioterapia,

- Procedimentos cirúrgicos como a cifoplastia e a verteboplastia,

- Para problemas hematológicos, administrar transfusões de eritropoietina, antibióticos e imunoglobulinas,

- Tratamento dos sintomas neurológicos,

- Quimioterapia,

- Transplante de células estaminais.

VERSÃO CURTA

O mieloma múltiplo pode ser definido como o tumor maligno mais comum que envolve células plasmáticas da medula óssea, resultando numa produção excessiva de imunoglobulinas anormais. Estes anticorpos, que contêm apenas proteínas de cadeia mais leve, são designados por proteínas de Bence Jones e a acumulação destes anticorpos anormais na medula óssea resulta em disfunção e complicações. Um sistema imunitário deficiente resulta nos seguintes sinais e sintomas,

* Anemia,

* Lesões ósseas que provocam a sua destruição,

* Infiltração da medula óssea,

* Doenças renais que conduzem a uma insuficiência renal,

* Hipercalecemia,

* Aumento das probabilidades de desenvolvimento de infecções,

* Dor na zona lombar e nas costelas,

* Fraqueza e letargia,

* Fracturas ósseas patológicas,

* Neuropatias.

http: //www.slideshare.net/Gaj ananPandit/multiple-myeloma-33711767

http://www.mayoclinic.org/diseases-conditions/multiple-myeloma/basics/definition/con-20026607

http: //www.cancer.org/cancer/multiplemyeloma/detailedguide/multiple-myeloma-what-is-multiple-myeloma

http: //emedicine.medscape.com/article/204369-overview

http://www.webmd.com/cancer/multiple-myeloma-symptoms-causes-tratamento#1-4

http://www.slideshare.net/fracpractice/multiple-myeloma-6744721

Capítulo 16. Miíases

VERSÃO LONGA

A miíase pode ser descrita como uma doença de pele caracterizada por uma infestação causada pelo desenvolvimento de larvas de diferentes espécies de moscas. Dermatobia hominis e cordylobia anthropophaga foram documentados como os agentes etiológicos mais prevalentes.

Pode ocorrer em qualquer idade sem qualquer predisposição específica de género ou raça. A incidência da miíase é extremamente baixa nos Estados Unidos e, na maioria das vezes, as pessoas são afectadas durante viagens a países tropicais distantes ou na sequência de uma infeção de feridas.

Esta condição é classificada de acordo com a localização e a área envolvida na manifestação.

- Miíase das feridas,

- Miíase folicular ou furuncular,

- Miíase nasofaríngea,

- Miíase oral,

- Oftalmomíase,

- Miíase intestinal,

- Miíase urogenital.

As características clínicas associadas a esta perturbação são,

- Lesões semelhantes a furúnculos nas superfícies expostas do corpo, como o couro cabeludo, a cara, as pernas e os braços,

- Lesões dolorosas e sensíveis,

- Comichão e prurido,

- Sensação de rastejar por baixo da pele,

- Inchaço das glândulas,

- Temperatura corporal elevada,

- Vermelhidão e irritação graves nos olhos,

- Lacrimação,

- Hemorragias nasais,

- Passagem de vermes,

- Obstrução nasal e corrimento com mau cheiro,

- Dores de cabeça e tonturas,

- Dificuldade em engolir.

O diagnóstico é confirmado por exames radiográficos e hematológicos. O teste ELISA é útil. Trata-se de uma doença auto-resolutiva com taxas de morbilidade extremamente baixas. Embora a abordagem comum para a miíase furuncular ou de feridas seja a técnica de oclusão/sufocação ou o desbridamento cirúrgico e irrigação, a ivermectina oral tem-se revelado especialmente útil no envolvimento oral, orbital e nasal. A terapia neoadjuvante com ivermectina antes do desbridamento cirúrgico também pode ser uma opção. O tratamento tem como objetivo,

- Alívio das dores com a ajuda de analgésicos,

- Cosmese,

- Alívio psicológico e,

- Prevenção de complicações, como a celulite, através da administração de antibióticos e do seu acompanhamento.

VERSÃO CURTA

A miíase deriva da palavra grega "myia", que significa mosca, e "asis", ou seja, a miíase oral é uma doença rara em que as larvas de certas moscas dípteras que se alimentam de tecidos vivos ou mortos do hospedeiro, de substâncias corporais líquidas ou de alimentos ingeridos. A miíase ocorre frequentemente nas zonas rurais em indivíduos não saudáveis nos países em desenvolvimento. Trata-se de uma infestação cutânea causada predominantemente por larvas de moscas Dermatobia hominis e Cordylobia anthropophagi que produzem manifestações graves em vários locais do corpo. As características clínicas destas lesões são,

• Lesões semelhantes a furúnculos nas superfícies expostas do corpo, como o couro cabeludo, a cara, as pernas e os braços,

• Lesões dolorosas e sensíveis,

• Comichão e prurido,

• Sensações de rastejar por baixo da superfície da pele,

• Inchaço glandular,

• Temperatura corporal elevada,

• Vermelhidão e irritação graves nos olhos,

• Lacrimação,

• epistaxe,

• Passagem de vermes,

• Obstrução nasal e corrimento com mau cheiro,

• Dor de cabeça,

• Disfagia.

http://emedicine.medscape.com/article/1491170-overview#a4

http://emedicine.medscape.com/article/1491170-clinical#b1

http://www.slideshare.net/indiandentalacademy/oral-myiasis-dental-cursos-implante

Capítulo 17. Sialometaplasia necrotizante

A sialometaplasia necrosante é uma doença inflamatória rara, benigna, das glândulas salivares, associada a isquemia dos tecidos salivares, levando a um enfarte e destruição localizados. As glândulas salivares menores do corpo, especialmente na região palatina, são predominantemente afectadas. A maioria dos casos ocorre unilateralmente. Os indivíduos com idades compreendidas entre os 17 e os 80 anos são propensos a desenvolver esta doença, com um pico de início aos 50 anos.

As glândulas menores da área retromolar, a almofada bucal, a língua, o canal incisivo e a mucosa labial, bem como as glândulas parótidas e submandibulares, também foram documentadas como afectadas por esta doença. A incidência desta doença foi calculada em 0,03% das lesões biopsiadas na boca, sem predileção racial específica. Os homens são mais frequentemente afectados, com um rácio de 2:1 entre homens e mulheres.

Os factores predisponentes importantes são,

- Isquemia vascular,

- Acontecimentos traumáticos,

- Injecções dentárias,

- Próteses mal ajustadas,

- História de tumores anteriores,

- Presença de tumores adjacentes,

- Infecções do trato respiratório superior.

As características clínicas importantes associadas a esta condição são,

- Envolvimento frequente das glândulas salivares do palato,

- Mais de dois terços dos casos são unilaterais, envolvendo o palato duro posterior,

* A aparência inicial é de um inchaço não ulcerado,

* Ocasionalmente, associação com dor e desconforto,

* É frequente a ulceração em forma de cratera,

* Menos de 1 cm - 5 cm de diâmetro,

* A duração do aparecimento varia entre 2 e 3 semanas,

O diagnóstico baseia-se na história completa, no exame clínico e na histologia das lesões. O exame histopatológico revela,

* Inicialmente, necrose acinar,

* Metaplasia escamosa dos ductos salivares e ácinos,

* Hiperplasia pseudoepiteliomatosa,

* Arquitetura lobular preservada,

* Extravasamento de mucina que conduz a uma inflamação secundária.

As doenças mais importantes que devem ser consideradas no diagnóstico diferencial são o carcinoma de células escamosas e o carcinoma mucoepidermóide. A gestão baseia-se em medidas de tratamento sintomático e a condição é auto-curativa em 60-90 dias, com baixas probabilidades de recorrência. Aconselha-se um acompanhamento.

VERSÃO CURTA

Trata-se de uma lesão inflamatória rara, não neoplásica, que afecta as glândulas salivares e que é localmente destrutiva e de natureza auto-limitada. Afecta predominantemente as glândulas salivares menores na área posterior do palato duro. A maioria dos casos ocorre unilateralmente, com um terço a manifestar-se como lesões bilaterais ou na linha média do palato. Os homens idosos são mais susceptíveis de sofrer de sialometaplasia necrotizante. A preservação global da arquitetura lobular juntamente com metaplasia escamosa ductal são consideradas características histológicas marcantes.

As características importantes associadas a estas lesões podem ser resumidas da seguinte forma,

- Inchaço não ulcerado nas fases iniciais,

- dor e desconforto,

- É frequente a ulceração em forma de cratera,

- Menos de 1 cm- 5 cm de tamanho,

- A duração do aparecimento varia entre 2 a 3 semanas,

- Resolve-se em 2-3 meses.

http://www.archivesofpathologv.org/doi/pdf/10.1043/1543-2165-133.5.692

http://www.slideshare.net/kcpanopio/necrotizing-sialometaplasia

http: //www.slideshare.net/UDDent/salivarv- gland-patholo gv-30204230

http://www.sciencedirect.eom/science/article/pii/S   1741940905001019

http: //emedicine.medscape.com/article/1077574-overview#a6

http://www.slideshare.net/UDDent/differential-diagnosis-of-salivary-gland-lesões

http://www.slideshare.net/UDDent/salivarv-glands-disorders-ii

Capítulo 18. Neurofibromatose (Doença de Von Recklinghausen da pele)

A neurofibromatose é basicamente uma doença hereditária com um padrão de hereditariedade autossómico dominante que mostra a manifestação de formação de crescimento anormal nos nervos, juntamente com perturbações da pele e deformidades dos tecidos ósseos. Estes tumores são conhecidos como neurofibromas. Também é designada por doença de Von Recklinghausen. Existem três formas conhecidas desta doença,

- Neurofibromatose tipo I,

- Neurofibromatose tipo II,

- Schwannomatosis, que é considerada uma variante do tipo II.

A incidência da neurofibromatose está documentada como sendo de 1 em 3000 indivíduos, o que a torna uma das doenças mais comuns causadas por mutações num único gene. As mutações ocorrem mais frequentemente no braço longo do cromossoma 17, responsável pela formação da proteína neurofibromina, e no cromossoma 22, responsável pela proteína merlin, nos tipos I e II, respetivamente. A sua localização no sistema nervoso torna todo o corpo propenso ao desenvolvimento de lesões.

As características clínicas mais proeminentes associadas a esta doença são,

- Seis ou mais manchas café-au-lait de dimensão superior a 5 mm, especialmente no tipo I,

- Desenvolvimento de sardas na pele nas zonas das axilas e virilhas,

- Doenças ósseas,

- Gliomas ópticos,

- Fibromas cutâneos que podem atingir centenas ou milhares,

- Lesões cutâneas com consistência de borracha,

• Os meningiomas, os ependimomas e os shwnommas bilaterais ocorrem no tipo

II apenas,

• Problemas esqueléticos,

• Manifestações neurológicas,

• Doenças CVS,

• Problemas com o GIT,

• Questões psicológicas,

• Risco de complicações perinatais,

• Aumento do fígado,

• Feocromocitoma.

Para além do reconhecimento dos sintomas e do exame clínico, os seguintes exames são essenciais para a formulação do diagnóstico,

- Exames de base de ressonância magnética do cérebro e da coluna vertebral,

• Imagiologia do tórax e do abdómen,

• Imagiologia da coluna vertebral,

• Tomografia computorizada,

• Eletrofisiologia, incluindo EEG, mielografia,

• Potenciais evocados visuais,

• Exame com lâmpada de incandescência,

• Testes genéticos,

• Testes de função auditiva e vestibular.

As taxas de mortalidade são elevadas nestes indivíduos e o tratamento sintomático é, em grande parte, o objetivo da gestão. Estão envolvidos diferentes sistemas e órgãos, o que a torna uma doença complexa. É necessário monitorizar o desenvolvimento anormal na infância, enquanto os adultos necessitam de um rastreio regular do cancro. Aconselha-se a realização de exames neurológicos e oftalmológicos anuais. O tratamento dos tumores desenvolvidos inclui,

- Cirurgia Laproscópica,

- Radioterapia,

- Quimioterapia.

VERSÃO CURTA

Pode ser definida como uma doença genética com um padrão de transmissão autossómico dominante, caracterizada pelo desenvolvimento de tumores nos nervos devido a uma mutação genética única no gene NF1 no braço longo do cromossoma 17 e no gene localizado no cromossoma 22 na neurofibromatose de tipo I e de tipo II, respetivamente. Entre as manifestações da neurofibromatose contam-se também as perturbações cutâneas e a deformação óssea.

As características mais comuns destas perturbações são

- Seis ou mais manchas café-au-lait de dimensão superior a 5 mm, especialmente no tipo I,

- Desenvolvimento de sardas na pele nas zonas das axilas e virilhas,

- Doenças ósseas,

- Gliomas ópticos,

- Fibromas cutâneos em número de centenas ou milhares,

- Lesões cutâneas com borboto

- Os meningiomas, os ependimomas e os shwnommas bilaterais ocorrem no tipo

II apenas,

- Problemas esqueléticos,

- Anomalias neurológicas,

- Doenças CVS,

- Distúrbios gastrointestinais,

- Preocupações psicológicas,

- Risco de complicações perinatais,

- Hepatomegalia.

http://www.slideshare.net/shibby5587/neurofibromatosis-12230442

http: //www.slideshare.net/me002eg/18-neurofibromato sis-muhammad-abdelghani

http://www.healthline.com/health/neurofibromatosis-1#Overview1

http: //patient.info/doctor/neurofibromatosis-pro

Capítulo 19. Neuroma

Pode ser definido como uma massa anormal ou um crescimento tumoral excessivo que surge dos nervos e contém fibras nervosas abundantes. Um crescimento nervoso encapsulado, não neoplásico, de crescimento lento, de consistência sólida ou quística, que surge das células de Schwann do nervo vestibular no interior do canal auditivo interno, representa o quadro caraterístico dos neuromas do acústico ou shwannomas vestibulares.

A idade mais comum de ocorrência é por volta dos 40-60 anos e afecta igualmente ambos os sexos. Devido às suas elevadas taxas de incidência, estes tumores têm sido documentados como sendo os shwannomas intracranianos mais comuns. Os neuromas acústicos bilaterais encontram-se na neurofibromatose tipo II. Estes constituem aproximadamente 80% de todos os tumores do ângulo ponto-cerebeloso.

Estes tumores têm origem na porção distal do oitavo nervo craniano, onde ocorre a cessação dos elementos neurais. Trata-se de uma zona de instabilidade que se encontra no ângulo ponto-cerebeloso e que alberga numerosas células de Schwann. O nervo vestibular superior é o mais frequentemente afetado.

O exame histopatológico revela,

• Antoni A ou padrão fasciculado mostrando células muito compactadas com

pequenos núcleos fusiformes densamente corados,

• Célula de aspeto espiralado conhecida como corpo verocálico,

• Antoni B ou padrão reticular com células pleomórficas com

agregação celular de vacúolos.

As características podem ser resumidas da seguinte forma,

- A maioria dos casos é unilateral,

- As formas bilaterais estão associadas à NF tipo II,

- De natureza radiorresistente,

- De carácter esporádico,

- Zumbido,

- Dificuldade acentuada em compreender o discurso desproporcionado,

- Pode ocorrer perda súbita de audição,

- Envolvimento de outros nervos cranianos,

- Dor facial,

- Dormência,

- Dor de ouvido,

- Dor de cabeça,

- Perturbações visuais,

- Náuseas e vómitos,

- Retardo mental.

O diagnóstico da doença requer uma história de características, através do exame e das investigações indicadas,

- Testes audiológicos,

- Teste do reflexo acústico,

- Teste calórico,

- Tomografia computorizada,

- RESSONÂNCIA MAGNÉTICA,

A gestão da doença envolve procedimentos de tratamento conservadores e cirúrgicos,

- Estratégia de "esperar para ver" durante 6 meses a um ano para avaliar a evolução das lesões iniciais,

- Radiocirurgia estereotáxica,

- Tratamento cirúrgico envolvendo abordagem trans-labiríntica, abordagem da fossa média ou abordagem retro-labiríntica,

- Monitorização intra-operatória do nervo facial,

- Monitorização auditiva intra-operatória.

VERSÃO CURTA

Um crescimento excessivo de células nervosas, de natureza benigna, com um padrão de crescimento lento, de consistência sólida ou cística, envolvendo predominantemente o nervo vestibular superior e afectando as células de Schwann, é designado por neuroma do acústico. Afecta principalmente indivíduos entre as décadas de 4th e 6th , sem predileção específica pelo sexo.

As características clínicas comuns associadas a estas lesões são,

- A maioria dos casos é unilateral,

- As formas bilaterais estão associadas à NF tipo II,

- Lesões radiorresistentes,

- De carácter esporádico,

- Zumbido,

- Dificuldade acentuada em compreender o discurso desproporcionado,

- Perda súbita de audição,

- Dor facial,

- Dormência,

- Dor de ouvidos,

- Dor de cabeça,

- Perturbações visuais,

- Náuseas e vómitos,

- Perturbações mentais.

http://www.slideshare.net/dilniaaqader/acoustic-neuroma-16597926

http://www.apma.org/Learn/FootHealth.cfm7ItemNumbeF987

http://www.slideshare.net/drpuls/vestibular-schwannoma-acoustic-neuroma

http://www.merriam-webster.com/dictionary/neuroma

Capítulo 20. Síndrome do carcinoma basocelular nevóide
(Síndrome de Gorlin-Goltz)

O síndroma do carcinoma basocelular nevóide, também designado por síndroma de Gorlin-Goltz, é basicamente uma doença transmitida geneticamente com um padrão de hereditariedade autossómico dominante que se manifesta pela ocorrência de uma variedade de anomalias do desenvolvimento, juntamente com uma maior propensão para a produção de tumores ou neoplasias. A exposição a radiações ultravioletas e o historial de radioterapia podem ser a causa do seu desenvolvimento, juntamente com a genética, devido a mutações nos genes PTCH.

Esta doença familiar afecta igualmente homens e mulheres e tem uma taxa de prevalência estimada de aproximadamente 1/57000 a 1/256000 indivíduos. Os indivíduos entre os grupos etários de 17-35 anos são predominantemente afectados. Esta anomalia genética multissistémica envolve a pele, os dentes, os maxilares, o esqueleto, as pálpebras, os olhos, o nariz, as bochechas, os tecidos cerebrais, o sistema reprodutor, para além dos padrões normais de desenvolvimento e crescimento.

As características proeminentes associadas a esta síndrome que podem ajudar na identificação e diagnóstico para o planeamento do tratamento podem ser descritas como,

- Presença de múltiplos carcinomas basocelulares,

- Queratocistos odontogénicos,

- Palmer e fossas plantares,

- Bossa frontal,

- Achatamento do nariz,

- Hipertelorismo,

- Macrocefalia,

- Polidactilia e sindactilia,

- Anomalias nas costelas,

- Costelas bífidas,

- Cifoescoliose,

- Tufos em forma de pá,

- Meduloblastoma,

- Fibromas do ovário,

- Calcificação da falx cerebri,

- Má oclusão dos dentes,

- Fenda labial e palatina,

- Prognatismo do maxilar inferior,

- Mordida aberta anterior,

- Estrabismo,

- Pode ter um aspeto nodular, pigmentado, ulcerativo ou morfeia,

- Clinicamente, são evidentes as placas de pérola com limites específicos,

- Foram registados casos com alterações metastáticas.

O exame radiográfico mostra,

- Vários OKCs no maxilar inferior,

- Costelas bifurcadas,

- Hemangiomas hepáticos na ecografia.

A histopatologia revela as seguintes alterações,

- Atrofia epidérmica,

- Células basalóides agrupadas em forma de paliçada,

• Fendas periféricas.

O diagnóstico baseia-se nas características acima referidas, juntamente com testes genéticos e exames radiográficos e histopatológicos completos. Os principais critérios incluem,

• Aparecimento de múltiplos cancros da pele de células basais mais cedo do que o esperado,

• deposição excessiva de cálcio na cabeça evidente numa radiografia

• Múltiplos OKCs na mandíbula,

• 3 ou mais covas nas palmas das mãos ou nas plantas dos pés

• História familiar de desenvolvimento de NBCCS

Todas as outras características acima referidas constituem os critérios menores.

O tratamento da síndrome NBCC requer uma abordagem multidisciplinar com a ajuda de especialistas médicos e cirúrgicos para tratar os sintomas e sinais individuais. O rastreio da síndrome numa fase precoce é importante.

• Avaliação neurológica desde o nascimento até à infância e até aos 7 anos de idade,

• Controlo do crescimento do tamanho da cabeça,

• Exame radiográfico dentário anual após os 8 anos de idade para deteção de quistos nos maxilares,

• Exame anual da pele,

• Evitar a exposição solar e a radioterapia.

VERSÃO CURTA

Esta doença hereditária é caracterizada pelo desenvolvimento precoce de múltiplos carcinomas basocelulares, numerosos queratocistos odontogénicos, aumento dos depósitos de cálcio no cérebro, fossas nas palmas das mãos e nas plantas dos pés, perturbações do desenvolvimento e alterações do tecido ósseo. Apresenta uma taxa de incidência de 1 em 40000 indivíduos, sem predisposição de género. Os homens e as mulheres são afectados numa proporção de 1:1. O meduloblastoma e os fibromas do ovário são complicações frequentemente associadas que complicam o plano de tratamento.

As características fundamentais do NBCC são as seguintes

- Presença de múltiplos carcinomas basocelulares,

- Queratocistos odontogénicos,

- Palmer e fossas plantares,

- Calcificação da falx cerebri,

- História familiar de ocorrência de NBCC,

- Bossa frontal,

- Nariz achatado,

- Hipertelorismo,

- Cabeça de grandes dimensões,

- Polidactilia e sindactilia,

- Anomalias nas costelas,

- Costelas bífidas,

- Cifoescoliose,

- Tufos em forma de pá,

- Meduloblastoma,

- Fibromas do ovário,

- Fenda labial e palatina,

- Prognatismo do maxilar inferior,

- Má oclusão de classe III com mordida aberta anterior,

- Estrabismo,

- São observados casos com metástases.

http://www.slideshare.net/amirsarayani/gorlin-syndrome-nevoid-basal-cell-carcinoma

http://emedicine.medscape.com/article/!101146-overview?pa=tCmz4VPQoi3MxP4gmJo1dgSv10QhyIES1TJUBaaHErUGtmy3XLZK8PWlk922T3Mev9FqNoF0EzTO0b9VZw6zdpuirmrJC0so7wvS3wxSmSU%3D#a6

http://www.cancer.net/cancer-types/nevoid-basal-cell-carcinoma-syndrome

http://www.webmd.com/cancer/nevoid-basal-cell-carcinoma-syndrome

http://www.ncbi.nlm.nih.gov/pmc/articles/PMC2607262/

http://www.slideshare.net/Pammy98/gorlin-syndrome-powerpoint

Capítulo 21. Nevos

Os nevus ou nevos congénitos são geralmente defeitos de desenvolvimento que se manifestam à nascença de um indivíduo devido à proliferação benigna de melanócitos produtores de melanina ao nível da derme, da epiderme ou de ambas. Algumas variantes de nevus podem desenvolver-se no prazo de 2 anos após o nascimento das crianças afectadas. A incidência de nevos congénitos varia entre 1% e 2% dos recém-nascidos, sem predisposição racial ou de género.

Os factores etiológicos associados à ocorrência de nevos podem ser resumidos da seguinte forma

- Mutação genética, mosaicismo ou micro-deleções,

- Infecções intra-uterinas,

- Radiações ionizantes,

- Álcool,

- Fumar,

- Medicamentos teratogénicos,

- Mães doentes,

- Exposição parental,

- Má nutrição.

Os nevos podem ser classificados como,

- Nevos intra-dérmicos ou intra-mucosos,

- Nevos dérmicos,

- Nevos juncionais,

- Nevos compostos,

- Nevo azul ou forma macular,

- Nevo epitelioide,

As características clínicas associadas aos nevos são,

- Indolor, de crescimento lento e com menos de 1 cm de diâmetro,

- Os nevos intra-dérmicos estão entre as lesões cutâneas mais comuns em indivíduos jovens,

- Elevado ou plano,

- Lesões de cor acastanhada escura ou preta,

- Mais pêlos do que a pele normal adjacente,

- O palato duro e os tecidos gengivais são localizações intra-orais comuns,

- Os nevos juncionais raramente ocorrem na cavidade oral,

- Os nevos compostos que exibem características combinadas de nevos juncionais e intramucosos são a forma mais comum de nevo,

- Pápula azul-escura em forma de cúpula ou mácula plana na pele ou mucosa em nevos azuis que ocorrem predominantemente no palato duro,

- Os nevos epitelióides são também designados por nevos spitz ou melanoma juvenil benigno e apresentam-se como pequenas pápulas solitárias de cor rosa a castanho-avermelhado na pele e nas extremidades das crianças.

A histopatologia mostra,

- As lesões intra-mucosas revelam ninhos ou lençóis de células nevóides confinados ao tecido conjuntivo, que podem ser do tipo epitelioide, linfocitário, fusiforme ou multinucleado, sem figuras mitóticas, e o tecido conjuntivo fibroso separa-os do epitélio,

- Os nevos juncionais apresentam ninhos de células nevus apenas na camada basilar do epitélio e têm propensão para apresentar alterações malignas,

• Nos nevos azuis são evidentes células fusiformes e fusiformes produtoras de pigmento confinadas ao tecido conjuntivo, separadas e paralelas ao epitélio normal sobrejacente,

• Os nevos epitelióides são caracterizados pela presença de células fusiformes e grandes com citoplasma abundante, com 5-6 mm de diâmetro.

O tratamento dos nevos inclui a excisão conservadora ou a biopsia excisional de todas as lesões. Uma vez excisadas, estas lesões não reaparecem. Os nevos juncionais devem ser avaliados para detetar alterações malignas.

VERSÃO CURTA

É basicamente uma lesão não maligna, exofítica, pigmentada e hereditária que envolve os tecidos da pele ou as membranas mucosas e que consiste em acumulações ou agregações localizadas de melanócitos arredondados conhecidos como células nevus. São também designados por marcas de nascença ou sinais. A exposição à radiação ultravioleta e a radioterapia foram documentadas como potenciais factores de risco para o seu desenvolvimento. Não foi observada uma predominância específica de género e ocorre normalmente à nascença ou em crianças com 1-2 anos de idade.

As características seguintes foram associadas a diferentes tipos de nevos,

• De natureza assintomática, com crescimento lento,

• Geralmente com menos de 1 cm de diâmetro,

• Os nevos intra-dérmicos são as lesões cutâneas mais comuns que afectam os indivíduos jovens,

• Lesões elevadas ou planas,

• Cor castanha escura ou preta,

• Ocorre maioritariamente no palato duro e nas gengivas da boca,

• Os nevos juncionais raramente ocorrem na cavidade oral e estão associados a alterações malignas,

• Nevos compostos que exibem características combinadas de nevos juncionais e intramucosos,

• Os compostos são a forma mais comum de nevus,

• Os nevos azuis apresentam uma pápula azul-escura em forma de cúpula ou uma mácula plana,

• Os nevos epitelióides são também designados por nevos spitz ou melanoma juvenil benigno e apresentam-se como pequenas pápulas solitárias de cor rosa a castanho-avermelhado na pele e nas extremidades das crianças.

http://www.slideshare.net/Prezi22/melanocytic-nevi-and-neoplasms-andrews-capítulo-30

http://emedicine.medscape.com/article/1118659-overview#a3

http://www.slideshare.net/soamia/nevus-18918433

http://www.slideshare.net/vibhutikaul/oral-pigmentation

http: //www.slideshare.net/talkoncorners2/epidermal -nevus

Capítulo 22. Estomatite nicotínica

É normalmente definida como uma reação evidente no céu da boca causada pela produção excessiva e concentrada de um fluxo de calor devido ao hábito de fumar cigarros. O calor acumula-se e danifica a área afetada do palato. Os hábitos tabágicos de longa duração são necessários para o desenvolvimento desta doença.

As lesões específicas de couro branco no palato duro e mole que se formam a longo prazo são conhecidas como estomatite nicotínica, estomatite nicotínica, queratose do fumador ou palato do fumador. Os fumadores de cachimbo e os fumadores de cigarros invertidos são os que correm maior risco de desenvolver estomatite nicotínica. Mais frequentemente, estas lesões ocorrem no palato duro posterior às rugas e no palato mole adjacente.

A prevalência desta doença varia entre 0,1% e 2,5% e afecta mais frequentemente homens de meia-idade e idosos com hábitos crónicos de consumo de cachimbo e cigarros.

As características associadas à estomatite nicotínica podem ser resumidas da seguinte forma

• Forma de queratose comummente relacionada com o tabaco,

• A gravidade da lesão depende da intensidade do consumo de tabaco,

• O tabagismo inverso pode resultar em transformação maligna,

• Inicialmente ocorre uma alteração eritematosa da mucosa,

• A queratinização ocorre em fases posteriores,

• Manchas vermelhas rodeadas por anéis queratóticos brancos que dão um aspeto de pedra branca,

• As lesões não podem ser limpas facilmente,

• Observa-se algum grau de fissuração,

• Ao exame histológico, observa-se inflamação localizada, hiperplasia, hiperqueratose, epitélio acantótico, metaplasia escamosa dos canais excretores e queratinização epitelial,

• Manchas castanhas escuras ou pretas nos dentes.

O diagnóstico baseia-se no aspeto clínico das lesões. Por vezes, é indicada uma biopsia da mucosa para excluir alterações displásicas.

O tratamento da estomatite nicotínica é bastante simples e envolve a cessação dos hábitos tabágicos. Os resultados rápidos são evidentes no prazo de 1-2 semanas após a cessação do hábito. É necessário um acompanhamento regular.

VERSÃO CURTA

Trata-se de uma lesão reactiva devida a hábitos tabágicos excessivos que conduzem a uma inflamação localizada, hiperplasia e queratinização do epitélio afetado do palato duro e mole, conferindo à superfície um aspeto caraterístico de couro branco estaladiço ou empedrado. A doença está diretamente relacionada com a gravidade e a duração do consumo de tabaco. O fumo de cachimbo e o fumo invertido estão entre os principais factores de risco associados ao desenvolvimento da estomatite nicotínica.

São observadas as seguintes características clínicas,

• Alterações eritematosas da mucosa,

• Posteriormente, observa-se uma queratinização ou opacificação,

• Manchas vermelhas rodeadas por anéis queratóticos brancos,

• As lesões não podem ser limpas ou removidas facilmente,

• Observa-se a formação de fissuras,

• Dentes manchados.

http://www.slideshare.net/JanmiPascual/white-lesions-2

http://emedicine.medscape.com/article/1076183-overview#showall

http://www.dermnetnz.org/topics/nicotine-stomatitis/

http://www.slideshare.net/mangaiyarkkarasi/oral-lesions-associated-with-the-use-of-tobacco-54767751

Capítulo 23. Fibroma odontogénico

Trata-se de uma neoplasia odontogénica benigna relativamente pouco frequente que afecta os ossos maxilares e que apresenta diversas alterações histopatológicas. Tem origem em elementos fibroblásticos do folículo dentário e em tecido conjuntivo de origem odontogénica que contém ilhas e filamentos de epitélio odontogénico embrionário dispersos aleatoriamente, para além de áreas de calcificação.

O fibroma odontogénico é geralmente classificado como fibroma odontogénico central ou intraósseo e fibroma odontogénico periférico. Contém,

- Epitélio odontogénico inativo,

- Tecido fibroso celular abundante,

- Cemento displásico ou tecido ósseo duro.

As características clínicas associadas a estas lesões são,

- Ocorre em indivíduos com idades compreendidas entre os 9 e os 80 anos,

- A idade máxima de ocorrência é de 40 anos,

- As mulheres são mais frequentemente afectadas,

- Pode ocorrer tanto no maxilar superior como no inferior,

- Geralmente assintomática,

- São evidentes lesões de pequenas dimensões,

- As lesões de grandes dimensões provocam a expansão do osso e o desprendimento dos dentes adjacentes.

O exame radiográfico revela uma radiolucência unilocular ou monolocular bem definida. O exame histopatológico revela as seguintes alterações,

- Tecido conjuntivo fibroso bastante celular,

- Fibras de colagénio num padrão de entrelaçamento,

- Fios longos ou ninhos isolados de epitélio odontogénico em toda a lesão,

- Massas de calcificação do cemento ou dos tecidos ósseos,

- Massa tumoral encapsulada.

O diagnóstico é confirmado com base nas características clínicas, no exame radiográfico e nos resultados do exame histopatológico. O tratamento envolve a excisão cirúrgica completa ou a remoção da massa tumoral. A recorrência é bastante invulgar.

VERSÃO CURTA

Trata-se basicamente de um tumor não maligno, de ocorrência rara, derivado do tecido conjuntivo de origem odontogénica. Nestas neoplasias, observam-se ilhas e filamentos de epitélio odontogénico amplamente disseminados, juntamente com calcificações. Estes tumores desenvolvem-se predominantemente no sexo feminino, entre os 9 e os 80 anos de idade, com um pico médio de aparecimento por volta dos 40 anos.

As características do fibroma odontogénico podem ser descritas como

- Pode afetar tanto a maxila como a mandíbula,

- Normalmente, é indolor,

- As lesões são geralmente de pequenas dimensões,

- A expansão óssea e os dentes soltos são observados em lesões de grandes dimensões.

http://www.slideshare.net/makkahguys/odontogenic-tumor

http://www.ncbi.nlm.nih.gov/pmc/articles/PMC3425115/

http: //www.ncbi .nlm.nih.gov/pmc/articles/PMC3830254/

http://www.slideshare.net/marwaassem84/odontogenic-tumors-11870118

http://www.slideshare.net/tongmd/odontogenic-tumors-5817877

Capítulo 24. Mixoma odontogénico

O mixoma odontogénico pode ser definido como uma lesão intra-óssea pouco comum, derivada dos tecidos mesenquimatosos dentários que imitam a polpa dentária e os tecidos conjuntivos foliculares na sua aparência. Este tumor apresenta uma natureza localmente agressiva e origina-se basicamente da papila dentária e do mesênquima folicular.

É mais prevalente em indivíduos jovens, na segunda e terceira décadas, com ligeira predileção pelo género feminino. A mandíbula tem sido documentada como o local mais comum do seu desenvolvimento, especialmente na área dos pré-molares e molares, estendendo-se até ao ramo da mandíbula. As lesões maxilares perfuram o seio maxilar.

As características clínicas da doença são as seguintes

- Lesões assintomáticas,

- Representam um crescimento e uma expansão lentos,

- Inchaço fusiforme,

- Deslocação dos dentes devido a inchaço,

- Aspeto multilocular.

A histopatologia revela,

- Células fusiformes, estreladas e arredondadas, vagamente agregadas,

- Estroma abundante, frouxo e mixoide,

- Feixes de colagénio escassos,

- Substância basófila.

Radiograficamente, apresenta-se como uma radiolucência multilocular rodeada por margens recortadas bem definidas ou lóculos bem desenvolvidos que lhe conferem um aspeto caraterístico de bolha de sabão ou de explosão solar. Uma vez diagnosticados, o tratamento destes tumores envolve,

* Curetagem de pequenas lesões fibróticas,

* Ressecção cirúrgica de grandes lesões,

* Ressecção em bloco.

O prognóstico geral é bom. Foram documentadas taxas de recorrência de até 25%.

VERSÃO CURTA

Trata-se de uma neoplasia benigna intra-óssea de desenvolvimento raro, mas localmente agressiva, que surge predominantemente nos ossos maxilares e que se documentou ser derivada da porção mesenquimal do germe dentário.

A maioria das neoplasias ocorre em indivíduos jovens, na segunda e terceira décadas de vida, envolvendo, na maioria dos casos, o sexo feminino. A mandíbula é mais frequentemente afetada do que a maxila.

As características destas lesões podem ser descritas como,

* Apresentação assintomática,

* Massa de crescimento lento capaz de se expandir,

* Inchaço fusiforme,

* Deslocação dos dentes,

* Aspeto multilocular.

http://www.ncbi.nlm.nih.gov/pmc/articles/PMC3800391/

http://www.slideshare.net/tongmd/odontogenic-tumors-5817877

http://www.slideshare.net/makkahguys/odontogenic-tumor

Capítulo 25. Odontoma

Os odontomas podem ser definidos como malformações odontogénicas ou lesões hemartomatosas que envolvem os tecidos dentários e são de natureza desenvolvimental. São compostos, em grande parte, por tecidos duros e moles dentários maduros, como o esmalte, a dentina, o cemento e a polpa, e não são considerados neoplasias devido aos seus padrões de crescimento lento e localizado com elevado grau de diferenciação.

Os odontomas podem ser classificados como,

• Odontomas compostos contendo múltiplas estruturas pequenas em forma de dente,

• Odontomas complexos contendo massas de esmalte e dentina sem semelhança específica de forma com dentes normais.

Estes são considerados os tumores odontogénicos mais comuns, representando 70% de todas as neoplasias que afectam predominantemente o maxilar superior. Ocorrem em indivíduos jovens, por volta da segunda década de vida, sem qualquer predileção pelo género. Os odontomas compostos abrigam mais frequentemente partes anteriores da maxila associadas à coroa de um dente canino não irrompido, enquanto o tipo complexo pode ocorrer nas regiões posteriores tanto do maxilar superior como do inferior.

As características clínicas associadas aos odontomas são as seguintes

• De carácter assintomático,

• A maioria destes hemartomas são lesões de pequenas dimensões que não excedem o tamanho normal do dente,

• Uma lesão maior pode resultar na expansão da mandíbula,

• Pode bloquear ou interferir com a erupção dos dentes permanentes seguintes,

• Ocorre durante o período de desenvolvimento dos dentes,

• Associada a impactação, má posição, malformação e deslocação dos dentes adjacentes.

Radiograficamente, os odontomas compostos apresentam formas dentárias aparentes sob a forma de aglomerados de múltiplos dentes abortivos, enquanto a variante complexa revela massas opacas uniformes sem forma definida que se assemelham a dentes com bordos radiolúcidos finos que conferem um aspeto de explosão solar.

O exame histopatológico revela,

• Esmalte, dentina e cemento agrupados em formas dentárias reconhecíveis com alguma matriz de esmalte retida em formas compostas,

• A forma complexa mostra uma disposição aleatória e casual do esmalte, dentina e cemento.

O exame clínico macroscópico é geralmente suficiente para efetuar o diagnóstico destas lesões. Mais frequentemente, estas são detectadas como achados radiográficos fortuitos durante o exame de um dente impactado ou em casos de erupção dentária atrasada.

Os odontomas são tratados através de uma excisão local simples e não recidivam, apresentando um bom prognóstico. Não são considerados invasivos por natureza.

VERSÃO CURTA

Estes hemartomas são caracterizados como a malformação de desenvolvimento mais comum dos tecidos dentários, envolvendo esmalte, dentina e cemento, de natureza bem diferenciada e com taxas de crescimento lentas. Representam aproximadamente 70% de todas as lesões deste tipo e afectam igualmente homens e mulheres na segunda década de vida. Ambos os maxilares foram afectados nestes casos, com a maioria das lesões na maxila.

As características comuns observadas nos diferentes tipos de odontomas são,

• Atualmente assintomático,

• Não é evidente qualquer dor ou desconforto,

• Lesões de pequenas dimensões que não excedam o tamanho normal do dente,

• Expansão da mandíbula em lesões maiores,

• A interferência é observada com a erupção dos dentes permanentes seguintes,

• Ocorre apenas durante o período de desenvolvimento dos dentes,

• Ocorre impactação, mau posicionamento, malformação e deslocação dos dentes vizinhos.

http://www.slideshare.net/makkahguys/odontogenic-tumor

http://www.slideshare.net/tongmd/odontogenic-tumors-5817877

http://www.slideshare.net/farisalabeedi/odontoma-15953378

Capítulo 26. Fibroma Ossificante *I* Fibroma Cimentante

Trata-se de uma neoplasia não maligna pouco frequente, classificada como uma lesão fibro-óssea que surge nos ossos da maxila e da mandíbula, afectando normalmente as regiões dentárias e que se pensa ter origem nos ligamentos periodontais devido à sua proximidade com os dentes. Uma variante agressiva é frequentemente diagnosticada em crianças, conhecida como fibroma cemento-ossificante agressivo juvenil.

Envolve normalmente mulheres com idades compreendidas entre os 30 e os 40 anos e estima-se que a proporção de mulheres para homens seja de 2-5:1. A mutação do gene HRPT2, que codifica a expressão da proteína parafibromina, é responsável pelo desenvolvimento destas lesões.

As características clínicas associadas a estas lesões podem ser resumidas da seguinte forma,

- Massa sólida indolor com expansão de ambos os córtices,

- Expansão do aspeto inferior da mandíbula em lesões de grandes dimensões,

- Deslocação dos dentes devido ao crescimento de uma massa que se expande frequentemente para o interior do seio,

- Mais frequentemente envolvendo a área pré-molar no maxilar inferior,

- Obstrução da passagem nasal e epistaxis em casos agressivos.

O exame radiográfico deve incluir radiografias simples, tomografia computorizada e ressonância magnética. Revela,

- Aspeto radiolucente das lesões iniciais,

- Torna-se radiopaca após a calcificação da matriz,

- Expansão do osso sem rutura das corticais,

- Afinamento da cortical e perfuração nas formas agressivas.

TAC de atenuação de tecidos moles.

As características histológicas mostram,

- Tipos histológicos: ossificante, cimentante e estoriforme,

- Tecido fibroso calcificado semelhante ao osso e ao cemento,

- Neoplasias bem demarcadas ou raramente encapsuladas,

- Componente semelhante ao osso encontrado em lesões maduras que imita o osso tecido,

O diagnóstico das lesões é confirmado com base nas características clínicas, radiologia e estudos histológicos. O diagnóstico diferencial pode incluir,

- Fibro-odontoma ameloblástico,

- Displasia fibrosa,

- Odontoma,

- Tumor de Pindborg,

- OKC,

- Cementoblasoma,

- Osteocondroma,

- Osteossarcoma.

O tratamento de escolha está documentado como sendo a excisão cirúrgica destas lesões, seguida de cirurgia reconstrutiva ou procedimentos de enxerto ósseo. As taxas de recorrência são variáveis e vão desde a quase inexistência de recidiva até 28% de recorrência destes fibromas.

VERSÃO CURTA

Os fibromas ossificantes ou cementizantes são lesões fibro-ósseas raras e benignas que envolvem as áreas dentárias dos maxilares superior e inferior. O seu desenvolvimento na proximidade dos dentes indica a sua origem nos ligamentos periodontais do periodonto. Estas lesões afectam mais frequentemente indivíduos com mais de 3 -4^{rdth} décadas de idade e têm maior propensão para afetar o sexo feminino. O fator etiológico mais comum é o gene HRPT2, envolvido na expressão da proteína parafibromina.

As características gerais destas lesões são,

• Lesões assintomáticas,

• Expansão associada à massa sólida de ambos os córtices,

• Expansão do aspeto inferior do maxilar inferior em lesões de grandes dimensões,

• Deslocação dos dentes,

• A área pré-molar no maxilar inferior é frequentemente afetada,

• Obstrução da passagem nasal de tipo agressivo,

• Hemorragias nasais em casos agressivos.

http://radiopaedia.org/articles/cemento-ossifying-fibroma

http://www.slideshare.net/sanchitgoyal12/fibro-osseous-lesions-42182222

http : //www.slideshare.net/UDDent/odonto genic-tumors-ii

http://www.slideshare.net/indiandentalacademy/fibro-osseous-lesions-of-jaws-33991762

Capítulo 27. Osteogénese imperfeita

A osteogénese imperfeita é a doença óssea congénita mais comum em que os doentes nascem com tecido conjuntivo defeituoso ou sem a capacidade de o produzir, normalmente devido a uma deficiência de colagénio tipo I. Os genes associados ao desenvolvimento da osteogénese imperfeita estão localizados no cromossoma 17 e a mutação envolve a substituição de aminoácidos, resultando em defeitos no colagénio.

A maioria dos casos tem um padrão de hereditariedade autossómico dominante, enquanto alguns apresentam um traço autossómico recessivo. São afectados os ossos, os dentes, os ligamentos, a esclerótica e a pele. Também é conhecida como doença dos ossos frágeis ou doença dos ossos de vidro. A dentinogénese imperfeita está frequentemente associada à osteogénese imperfeita. A incidência desta doença está documentada como sendo de 1 em 20000 nados vivos.

As características clínicas associadas a esta condição são,

• Dentes em forma de concha caracterizados por um esmalte fraco que pode fraturar,

• Aumento do desgaste dentário ou perda de superfície dentária devido a dentes quebradiços,

• Tipo I - O colagénio é de qualidade normal, mas é produzido em quantidade insuficiente

quantidades:

• Esclera azul dos olhos

• Fracturas Easy Bones

• Tipo II - O colagénio não é de qualidade ou quantidade suficiente

• A maioria dos casos morre no primeiro ano de vida devido a insuficiência respiratória ou hemorragia intra-cerebral

• Problemas respiratórios graves devido ao subdesenvolvimento dos pulmões

• Deformações ósseas graves,

• Ossos extremamente frágeis,

• Pequena estatura,

• Laxidade articular,

• Fraqueza muscular,

• Perda de audição,

• Cabeça triangular,

• Tecidos cutâneos frágeis.

O exame radiográfico mostra.

• Córtex ósseo fino,

• Coroas bulbosas,

• Canais pulpares obliterados,

• Raízes dentárias encurtadas.

O diagnóstico da doença depende das características clínicas e radiográficas.

Existem vários métodos de ensaio,

• Radiografias para observar sinais de osteopenia, fracturas ósseas e malunião,

• Sequenciação do ADN do colagénio,

• Testes bioquímicos do colagénio,

• Exame DXA,

• Ultrassonografia e amniocentese em mulheres grávidas.

Não foi documentada nenhuma cura definitiva para a OI. O tratamento da doença tem basicamente como objetivo,

- Aumentar a resistência global dos ossos,

- Prevenção de fracturas ósseas,

- Manutenção da mobilidade.

Alguns medicamentos e intervenções que são úteis neste domínio são,

- Medicamentos bisfosfonatos,

- Terapia com cálcio e vitamina D,

- Fisioterapia,

- Ajudas físicas como muletas e cadeiras de rodas,

- Fixação de hastes intramedulares,

- Osteotomias,

- Fusão espinal.

VERSÃO CURTA

A osteogénese imperfeita é uma doença hereditária rara que se caracteriza pelo desenvolvimento de ossos frágeis e deformados, facilmente propensos a fracturas sem aplicação de força excessiva, devido a mutações genéticas no cromossoma 17 que se manifestam pela formação de colagénio defeituoso. Os ossos, os dentes, os ligamentos, a esclerótica e os tecidos da pele são afectados. Predominantemente, observa-se um padrão autossómico dominante, com alguns casos que mostram um traço autossómico recessivo.

As características comuns da doença podem ser resumidas como,

- Osteoporose,

- Fracturas ósseas múltiplas,

- Ossos deformados e dentes quebradiços,

- Pele frágil,

- Crescimento esquelético deficiente,

- Esclerótica azul,

- Perda de audição,

- Hipermobilidade das articulações,

- Pés chatos,

- Escoliose,

- Arca de barril,

- Macrocefalia,

- Fácies triangular,

- Transpiração,

- Prisão de ventre.

http://www.slideshare.net/drijazwazir/osteogenesis-imperfecta-40717922

http://www.slideshare.net/kharr/osteogenesis-imperfecta-oi

http://www.slideshare.net/lostpebble/oi-163 82872

Capítulo 28. Osteoma

Os osteomas são tumores ósseos benignos caracterizados pela deposição de células ósseas num pedaço de tecido ósseo já formado. Encontram-se quase exclusivamente em ossos pré-formados em membranas, como os ossos do crânio. Normalmente, afectam indivíduos jovens, na adolescência e na casa dos vinte anos. Os osteomas podem ser classificados em,

- Homogéneos ou homoplásticos quando são originários do osso,

- Heterogéneos ou heteroplásticos quando têm origem em tecidos moles.

Os osteomas ocorrem habitualmente na região da cabeça e do pescoço. Os locais mais prevalentes de desenvolvimento na região maxilofacial são,

- Cofre do crânio,

- Seios paranasais,

- Mandíbula ou maxilar inferior.

As características clínicas dos osteomas resumem-se a,

- Geralmente assintomática na apresentação,

- Massas que crescem lentamente,

- Forma séssil e polipoide com superfície lisa, especialmente em lesões dos seios paranasais,

- O,5-8 cm de tamanho,

- Não está associado a alterações malignas,

- Os osteomas múltiplos estão associados à síndrome de Gardner,

- Os osteomas paranasais são normalmente sintomáticos, apresentando cefaleias, distorções faciais e fuga de líquido cefalorraquidiano,

Histologicamente, os osteomas podem ser descritos como,

- Forma de marfim mostrando tecidos ósseos densos sem canais haversianos,

- Forma madura com tecidos ósseos normais com padrão trabecular com medula óssea,

- Variante mista dos dois formulários anteriores.

A imagem radiográfica mostra as alterações patológicas subjacentes com,

- Osteomas de marfim radiodensos,

- Demonstração da medula central em osteomas maduros.

Normalmente, são identificadas incidentalmente como massas em crescimento no crânio ou no maxilar inferior ou no exame de sinusite e mucocele nos seios paranasais. A excisão cirúrgica é o tratamento de eleição para estas lesões, para controlo dos problemas estéticos e funcionais.

VERSÃO CURTA

É definida como uma neoplasia benigna do osso compacto ou esponjoso maduro que afecta pessoas jovens. Tem origem na superfície do osso ou no interior do osso medular como uma massa solitária ou polipoide. A abóbada craniana, os seios paranasais e a superfície lingual da mandíbula são as regiões mais frequentemente afectadas na área da cabeça e do pescoço. Podem ser de natureza homogénea ou heterogénea, dependendo da sua origem no osso ou nos tecidos moles, respetivamente. Pode ser central, periférica ou extra-esquelética.

As características comuns do osteoma são,

- Normalmente, não se observa qualquer dor ou desconforto associado,

- Crescimento lento,

- Massas de superfície lisa,

- O,5-8 cm de tamanho,

- De natureza benigna,

• Na síndrome de Gardner encontram-se osteomas múltiplos,

• Os osteomas paranasais são normalmente sintomáticos, apresentando cefaleias, distorções faciais e fuga de líquido cefalorraquidiano.

http://www.slideshare.net/dhavalshah4424/osteoidosteoma-7240179

http://www.slideshare.net/visithdantanaravana/osteoma-56344771

http://radiopaedia. org/articles/osteoma

http: //www.ssdctumkur.org/j dsr/13 .pdf

Capítulo 29. Osteomielite

A osteomielite é uma doença grave, pouco frequente, que se caracteriza pela inflamação e infeção dos tecidos ósseos e da medula óssea. Na maioria das vezes, é causada por infecções bacterianas. Raramente, uma infeção fúngica pode dar origem a esta doença. Este processo inflamatório agudo e crónico nos espaços medulares ou nas superfícies ósseas corticais estende-se para além do local inicial de envolvimento.

A incidência global de osteomielite é mais elevada nos países em desenvolvimento. Os homens são mais propensos a desenvolver esta doença. Tanto as crianças como os adultos têm hipóteses de desenvolver esta doença com uma taxa de incidência de 2 em cada 10.000 pessoas.

As condições que enfraquecem o estado imunitário de um indivíduo, diminuem a vascularização e a vitalidade dos tecidos ósseos aumentam a probabilidade da sua ocorrência. Foram observados os seguintes factores predisponentes da osteomielite

- Diabetes mellitus,
- Doença das células falciformes,
- SIDA,
- Artrite reumatoide,
- Abuso de drogas por via intravenosa,
- Consumo de álcool,
- Administração prolongada de esteróides,
- Isquémia,
- Hemodiálise,
- Ferimentos ou traumatismos recentes,
- Radioterapia,
- Doença de Paget do osso,

- Doença dos grandes vasos,

- Osteoporose,

- Desnutrição,

- Ferimentos de bala,

- Extremos de idade.

A osteomielite pode ser classificada em diferentes tipos, tais como

- Osteomielite supurativa,

- Osteomielite esclerosante focal,

- Osteomielite esclerosante difusa,

- Periostite proliferativa.

A osteomielite aguda desenvolve-se rapidamente durante um período de uma semana a 10 dias e afecta predominantemente as crianças. As características clínicas associadas à forma aguda e crónica da doença são quase semelhantes na apresentação.

- Febre e irritabilidade,

- Fadiga e letargia,

- Pontos fracos,

- Náuseas,

- Calor, sensibilidade e vermelhidão associados a alterações inflamatórias,

- Inchaço,

- Movimento limitado,

- Sequestro ósseo,

- Dores nas costas, especialmente quando se está deitado.

O exame radiográfico revela,

- Aumento dos espaços da medula óssea,

- Envolvimento do córtex nas fases posteriores,

- Formação de canais osteolíticos,

- Podem ser observados sequestros ósseos radiopacos,

- Destruição óssea representada por grandes áreas radiolúcidas,

- Sequestro separado por zonas de áreas radiolucentes que dão um aspeto de comida de traça em casos crónicos.

Para confirmar o diagnóstico é necessário efetuar uma biopsia óssea, para além do exame clínico, radiografias, análises ao sangue e ressonância magnética. A prevenção da osteomielite depende da limpeza do meio envolvente e de um penso adequado, mesmo nas feridas mais pequenas. O tratamento da doença inclui

- Repouso absoluto na cama,

- Dieta rica em calorias e proteínas,

- Multivitaminas,

- Fluidos I/V para re-hidratação,

- antibióticos,

- Cirurgia sob a forma de sequestrectomia e curetagem,

- Terapia combinada para eliminar a infeção e preservar a capacidade funcional máxima.

VERSÃO CURTA

Define-se como uma inflamação do osso causada por um microrganismo infetante que pode permanecer localizado ou espalhar-se através do osso para envolver a medula, o periósteo, o córtex e os tecidos moles que rodeiam o osso. A diminuição da imunidade, a redução do fornecimento vascular e da vitalidade dos tecidos ósseos são responsáveis pelo desenvolvimento da osteomielite. A osteomielite aguda desenvolve-se mais frequentemente em crianças e a forma crónica é observada em adultos.

As características clínicas associadas à forma aguda e crónica da doença são quase semelhantes na apresentação.

- Temperatura corporal elevada,

- Febre e irritabilidade,

- Fadiga e mal-estar,

- Letargia,

- Pontos fracos,

- Náuseas e vómitos,

- Sensação de calor,

- Ternura e vermelhidão associadas a alterações inflamatórias,

- Inchaço,

- Drenagem de feridas abertas,

- Amplitude de movimento limitada,

- Sequestro ósseo,

Dores nas costas, especialmente quando se está deitado.

http://www.slideshare.net/seepmaano/osteomyelitis-of-jaw

http://emedicine.medscape.com/article/1348767-overview#a7

http://www.webmd.com/pain-management/osteomyeltis-treatment-diagnosis-symptoms?page=2

http://www.medicalnewstoday.com/articles/178819.php

http://www.slideshare.net/lostpebble/osteomyelitis-24038905

http://www.slideshare.net/lakshmiprivanagarajan96/osteomyelitis-15065301

http://www.slideshare.net/vasanramkumar/osteomyelitis-39867193

Capítulo 30. Osteopetrose

A osteopetrose ou doença do osso de mármore pode ser descrita como uma síndrome clínica hereditária de apresentação invulgar que se manifesta através da incapacidade dos osteoclastos para reabsorverem o tecido ósseo, resultando numa remodelação óssea defeituosa. O osso torna-se demasiado denso devido a um desequilíbrio entre a deposição e a destruição óssea. Apresenta um padrão de hereditariedade tanto autossómico dominante como autossómico recessivo. Foram observados três tipos principais de osteopetrose, que são

Forma infantil maligna, Forma intermédia, Forma adulta.

A incidência da osteopetrose foi estimada em aproximadamente 1 em cada 100.000-500.000 indivíduos. Na forma infatil, 70% das pessoas afectadas morrem até aos 6 anos de idade.

As características clínicas associadas a esta perturbação são,

- Fracturas ósseas,

- Desenvolvimento de infecções,

- Cegueira,

- Surdez,

- Golpes,

- Osso espesso, denso e esclerótico,

- Grau ligeiro de anemia,

- Falha no desenvolvimento,

- Arquitetura óssea desordenada,

- Aprisionamento do nervo craniano,

- Hemorragia intracerebral,

- Trombocitopenia,

- Perturbações oculares,

- Estrabismo,

- Atraso na erupção dos dentes,

- Hepatoespleenomegalia,

- Osteomielite.

O exame radiográfico revela,

- Múltiplas fracturas curadas,

- Abertura metafisária,

- Formação incompleta do esmalte e cárie dentária,

- Osteosclerose difusa,

- Espessamento dos córtices,

- Imagem de osso dentro de osso,

O diagnóstico desta doença pode ser formulado com a ajuda de um exame clínico exaustivo, de uma história clínica completa do doente e de um exame radiográfico. Para confirmar o diagnóstico, são utilizados testes ósseos e a deteção de deficiências visuais. O tratamento pode ser efectuado com a ajuda da administração de Interferão gama-1b.

VERSÃO CURTA

Trata-se de uma doença genética do osso, de ocorrência rara, que se caracteriza pela produção de osso altamente denso e esclerótico no corpo, devido a um defeito básico no crescimento ósseo que leva à produção anormal de tecido intercelular pelos osteoblastos e à incapacidade dos osteoclastos para reabsorver o osso. O equilíbrio entre a deposição e a reabsorção óssea é perturbado. É também designada por doença do osso de mármore ou osteosclerose congénita generalizada.

As características clínicas associadas a esta doença são,

- Fracturas ósseas,

- Desenvolvimento de infecções,

- Cegueira,

- Surdez,

- Golpes,

- Osso espesso, denso e esclerótico,

- Falha no crescimento,

- Arquitetura óssea desordenada,

- Aprisionamento do nervo craniano,

- Hemorragia intra-cerebral,

- Trombocitopenia,

- Perturbações oculares,

- Estrabismo,

- Atraso na erupção dos dentes,

- Hepatoespleenomegalia,

- Osteomielite,

- Hiperostose craniana,

- Esclerose diafisária,

- Metaplasia mieloide.

http://www.authorstream.com/Presentation/shahriarrahman-1587216-osteopetrose/

http : //emedicine.medscape.com/article/123968-overview#a6

http://rarediseases.org/rare-diseases/osteopetrosis/

http://www.slideshare.net/doctoranish/osteopetrosis

http://www.slideshare.net/gauravsalunkhe33/diseases-of-bone-and-its-oral-aspectos

Capítulo 31. Osteoporose

A osteoporose pode ser definida como uma doença médica que se caracteriza pelo desenvolvimento de ossos frágeis e quebradiços devido à perda de tecido devido a alterações hormonais ou à deficiência de vitamina D e de cálcio no organismo. Esta doença óssea metabólica leva a uma massa óssea reduzida e porosa, o que a torna anormalmente vulnerável a fracturas. As fracturas osteoporóticas ocorrem em quedas ligeiras ou em pequenas aplicações de esforço, predominantemente nas áreas da anca, da coluna vertebral e do pulso.

Desenvolve-se devido a um desequilíbrio na remodelação óssea e a níveis baixos de cálcio, fósforo e minerais no organismo. As mulheres têm maior propensão para sofrer destas lesões do que os homens, especialmente em mulheres idosas após a menopausa. Uma dieta saudável, medicamentos e exercícios com peso no dia a dia podem prevenir a ocorrência de osteoporose ou minimizar a gravidade dos sintomas.

As características clínicas da osteoporose podem ser resumidas como,

- Lesões precoces assintomáticas,

- As fracturas após ferimentos ligeiros representam a primeira indicação,

- Rigidez,

- Pontos fracos,

- Deficiência de estrogénio,

- Dores fortes nas costas,

- Perda de altura com o tempo,

- Postura inclinada,

- Fracturas ósseas que envolvem as vértebras, a coluna vertebral, as ancas e outros ossos,

Os factores de risco para o desenvolvimento da osteoporose são,

- Mulheres caucasianas, hispânicas ou asiáticas,

- Velhice,

- Baixo peso ou IMC,

- Menopausa,

- História familiar,

- Utilização de corticosteróides a longo prazo,

- Dieta pobre em cálcio e vitamina D,

- Fumadores de cigarros,

- Consumo de álcool,

- Consumo excessivo de cafeína,

- Falta de exercício físico,

- Falta de exposição à luz solar,

- Insuficiência renal crónica,

- Doentes com síndrome de má-absorção.

As complicações da osteoporose são,

- Fracturas das vértebras, do colo do fémur e do rádio distal,

- Cifose progressiva ou costas curvadas,

- Fracturas por compressão que provocam dores de costas.

O diagnóstico depende da exclusão de doenças ósseas raras, especialmente envolvendo a coluna vertebral.

- As radiografias só revelam alterações após 30%-60% de perda óssea,

- O exame DEXA revela uma diminuição da densidade mineral óssea,

- Os níveis de cálcio no soro e na urina são normais,

- Elevação da proteína GLA óssea no soro,

- A biopsia óssea revela um osso fino e poroso,

A tomografia computorizada da coluna vertebral revela desmineralização.

A gestão tem por objetivo,

- Controlo da dor,

- Minimizar a perda óssea,

- Evitar as fracturas.

O tratamento inclui,

- Atividade física e regimes de exercício,

- Terapêutica medicamentosa, como bifosfonatos, suplementos de cálcio e vitamina D, clacitonina,

- Dispositivos de apoio, como cintas para as costas,

- Cirurgia como redução aberta e fixação interna ou redução seguida de imobilização,

- Modificação do estilo de vida através de dieta, exercício físico, abandono do tabaco e do álcool,

- Terapia de substituição hormonal,

- Tratamentos com flúor.

VERSÃO CURTA

Trata-se de uma doença óssea metabólica caracterizada pela formação de ossos fracos, quebradiços e porosos, propensos a fracturas ao mais pequeno traumatismo ou a pequenas aplicações de tensão. Ocorre devido a um desequilíbrio entre a deposição e a reabsorção óssea na sequência de desequilíbrios hormonais, deficiência de cálcio, fósforo e vitamina D no organismo devido à menopausa em mulheres idosas, utilização crónica de esteróides, má nutrição, consumo de cigarros, consumo excessivo de álcool, falta de exposição à luz solar ou antecedentes familiares de doença. Uma dieta saudável, suplementos nutricionais e exercícios de carga são extremamente necessários para garantir a prevenção desta doença.

As características clínicas associadas a esta perturbação são,

• Assintomático nas fases iniciais,

• Fracturas na sequência de pequenos traumatismos ou quedas,

• Rigidez,

• Fraqueza e letargia,

• Deficiência de estrogénio,

• Baixa testosterona nos homens,

• Dores de costas graves,

• Perda de altura com o tempo,

• Postura inclinada,

• Fracturas ósseas que envolvem as vértebras, a coluna vertebral, as ancas e outros ossos,

• Cifose progressiva ou costas curvadas.

http://www.mayoclinic.org/diseases-conditions/osteoporosis/home/ovc-20207808

http: //www.medicinenet. com/osteoporo sis/article.htm

http://www.webmd.com/osteoporosis/guide/osteoporosis tipos de sintomas

http://www.slideshare.net/drshama65/osteoporosis-edited

http://www.slideshare.net/reynel89/osteoporosis-7146795

Capítulo 32. Defeito osteoporótico da medula óssea

O defeito osteoporótico da medula óssea dos maxilares pode ser descrito como uma área hematopoiética de grandes dimensões que se manifesta como uma radiolucência mal demarcada e que é frequentemente confundida com uma lesão radiolúcida intra-óssea.

Afecta mais frequentemente a região posterior do maxilar inferior. As mulheres de meia-idade têm maiores probabilidades de desenvolver esta doença. A incidência exacta desta doença ainda não está documentada.

A etiologia e a patogénese desta doença podem ser resumidas da seguinte forma,

- Persistência da medula óssea fetal,

- Regeneração dos tecidos ósseos após extração dentária,

- Aumento da necessidade de glóbulos vermelhos.

As características clínicas podem ser resumidas como,

- Envolvimento das regiões pré-molares e molares da mandíbula,

- A maioria das lesões permanece assintomática,

- Pode ocorrer dor e desconforto.

O exame radiográfico revela,

- Presença de trabeculação interna demonstrada por área radiolúcida,

- Presença ocasional de manchas radiopacas no interior da lesão,

- São evidentes margens corticadas ou não corticadas bem definidas ou menos definidas.

O diagnóstico é feito por exclusão e o defeito é geralmente descoberto durante o exame radiográfico. Ainda não foi estabelecido um plano de tratamento específico para a lesão.

VERSÃO CURTA

Uma área radiolúcida de medula óssea hematopoiética com fraca demarcação, envolvendo mais frequentemente a região posterior da mandíbula em indivíduos de meia-idade ou idosos, especialmente do sexo feminino, assinala a ocorrência de um defeito osteoporótico focal da medula óssea. A persistência da medula óssea fetal é considerada o principal fator etiológico do seu desenvolvimento. É geralmente descoberto como um achado incidental durante estudos radiográficos.

As características clínicas destes defeitos podem ser descritas como,

- Envolve as áreas pré-molares e molares do maxilar inferior,

- A maioria das lesões é assintomática na apresentação,

- Em alguns casos, pode ocorrer dor e desconforto.

http://pt.slideshare.net/nehal288/13focal-osteoporotic-bone-marrow-defect/6

http: //www.ncbi .nlm.nih.gov/pmc/articles/PMC3489784/

Capítulo 33. Osteossarcoma

O osteossarcoma ou sarcoma osteogénico pode ser definido como um tumor maligno de origem no tecido mesenquimal associado à produção de matriz óssea contendo células ósseas imaturas. A produção de osteoide maligno é o seu marco histológico. Os factores etiológicos mais comuns são os factores idiopáticos, a predisposição genética e a exposição a radiações. Estes podem ser classificados em,

- As intramedulares são as mais comuns,

- Juxtacortical ou de superfície,

- As intracorticais são mais raras.

É considerado como o tumor ósseo maligno primário mais comum, representando cerca de 20%-35% de todos os tumores malignos deste tipo. Está também documentado como sendo o sarcoma induzido por radiação mais prevalente. Estes tumores apresentam uma via hematogénica de disseminação metastática, sendo os pulmões os locais mais comuns de metástases.

A incidência do osteossarcoma é de aproximadamente 1-3 pessoas por milhão por ano. O osteossarcoma primário de alto grau e o osteossarcoma parosteal ocorrem mais frequentemente na segunda e na terceira ou quarta décadas de vida, respetivamente. A maioria dos casos ocorre em indivíduos com menos de 25 anos de idade e os homens têm maiores probabilidades de sofrer desta doença maligna.

Os locais mais comuns de ocorrência são,

- Ossos longos à volta dos joelhos, como o fémur distal, a tíbia proximal e o úmero proximal,

- Esqueleto axial,

- Tubarão,

- Os locais no interior do osso são a metáfise, a diáfise e a epífise.

Os factores de risco para alterações malignas são,

- Crescimento rápido e excessivo das células ósseas,

- Alterações ambientais, ou seja, radiações, produtos químicos e vírus,

- Genética, ou seja, mutações dos genes p53 e RB,

- Lesões benignas ou malignas pré-existentes, ou seja, doença de Paget, displasia fibrosa, condrossarcoma.

As características clínicas podem ser descritas como,

- Podem ser lesões assintomáticas,

- História de dor progressiva nas partes afectadas,

- Dor associada à atividade ou ao esforço,

- História do desenvolvimento do coxear,

- Dores musculares que não desaparecem com o repouso,

- Artrite ou entorses,

- Lesões escleróticas,

- Aspeto radiográfico do Sunburst,

- Fracturas ósseas patológicas.

As variantes histológicas do osteossarcoma são,

- Osteoblástico,

- Condroblástica,

- Fibroblástico,

- Telangectática,

- Variantes de células pequenas.

O diagnóstico pode ser formulado com radiografias simples na maioria dos casos. Os adjuvantes úteis são,

- Tomografia computorizada,

- Ressonância magnética para excluir metástases,

- Cintilografia óssea,

- TAC do tórax,

- Biópsia, ou seja, aspiração por agulha ou cirurgia,

- CBC,

- Fosfatase alcalina sérica,

Teste LDH.

É normalmente tratada com uma combinação de cirurgia, radioterapia e quimioterapia. A quimioterapia neo-adjuvante durante 3 meses é aconselhada antes dos procedimentos de tratamento cirúrgico. Nas lesões de grandes dimensões, está indicada a amputação ou a rotaçãoplastia. Os doentes que recebem bons cuidados de tratamento têm uma taxa de sobrevivência de cerca de 70%, que é mais elevada para os tumores de baixo grau. As taxas de sobrevivência aos 5 anos são tão baixas como 5%-23%. São aconselhados exames e testes de acompanhamento.

VERSÃO CURTA

É considerado um tumor ósseo maligno mais comum, com origem em células mesenquimatosas produtoras de osso associadas à produção de osteoide maligno ou osso imaturo. Aproximadamente 10% a 20% dos indivíduos apresentam doença metastática aquando do diagnóstico. Desenvolve-se habitualmente em indivíduos jovens, na casa dos vinte anos, e tem propensão para envolver o género masculino, com uma predileção racial específica pelos negros. Os ossos longos, o esqueleto axial e a mandíbula são os ossos mais frequentemente afectados. As mutações genéticas, a irradiação da área e a história prévia de neoplasias têm sido os factores predisponentes mais comuns.

As características clínicas comuns associadas ao osteossarcoma são,

• A dor progressiva nas partes afectadas é a caraterística mais importante,

• Dor durante a atividade física ou esforço,

• Desenvolvimento da claudicação,

• Dores musculares que geralmente não desaparecem com o repouso,

• Artrite,

• Lesões escleróticas,

• Entorses,

• As fracturas ósseas patológicas são pouco frequentes, mas podem surgir em determinadas formas da doença.

http://www.slideshare.net/mutneja1/osteosarcoma-59200114

http://www.cancer.org/cancer/osteosarcoma/detailedguide/osteosarcoma-what-is-osteosarcoma

http: //sarcomahelp .org/osteosarcoma.html

http://emedicine.medscape.com/article/1256857-overview#a4

http://www.slideshare.net/upenderus/osteosarcoma-32615303

http://www.slideshare.net/OsamaElzaafarany/osteosarcoma-47871991

Capítulo 34. Doença de Paget do osso

A doença de Paget dos ossos, também designada por osteíte deformante, pode ser caracterizada como uma doença osteolítica ou osteosclerótica idiopática que envolve os tecidos ósseos. Pode envolver um único osso ou vários ossos, incluindo a tíbia, o fémur, a pélvis, o crânio, a coluna vertebral, a perna e as vértebras.

Trata-se basicamente de uma forma de doença óssea localizada que se manifesta devido a uma rápida reabsorção óssea, inicialmente seguida de um aumento do grau de deposição óssea. A massa óssea desorganizada é produzida sob a forma de tecido ósseo de maiores dimensões, menos compacto, de baixa resistência, mecanicamente mais fraco, com abundante fornecimento de sangue, mas propenso a fracturas e danos facilmente.

As várias fases de ocorrência da doença são,

- Fase osteolítica inicial,

- Fase mista osteolítica e osteoblástica,

- Fase osteosclerótica quiescente.

Pode ser inflamatória devido a uma infeção viral crónica ou de origem congénita devido a uma mutação no gene do sequestrome 1 no cromossoma 5. Afecta 1-3 milhões de indivíduos nos Estados Unidos e aumenta com a idade, sendo que as pessoas com mais de 65 anos têm maiores probabilidades de desenvolver esta doença. Geralmente envolve

Os factores de risco para a doença de Paget são,

- A história prévia de doença em familiares é um fator de risco importante,

- Velhice,

- Sexo masculino.

As características clínicas e as complicações associadas à doença de Paget do osso podem ser classificadas em,

- Lesões assintomáticas na maioria dos casos,

- A dor óssea é a queixa mais frequente nos casos sintomáticos,

- Osso mais macio, mais fraco e poroso,

- Fracturas ósseas,

- Deformações ósseas,

- Calor na zona afetada,

- Articulações da anca danificadas,

- Aumento do tamanho da cabeça,

- Alargamento fronto-occipital,

- Pés grandes,

- Fraqueza e letargia,

- Sensação de formigueiro,

- Perda de audição,

- Perturbações visuais,

- Falta de ar,

- Bossa frontal,

- Curvatura das pernas,

- Osteoartrite,

- Insuficiência cardíaca,

- Doenças malignas dos ossos.

O diagnóstico da doença depende da história completa, do exame clínico e da deteção de alterações ósseas. Os seguintes meios de diagnóstico são úteis para a confirmação do diagnóstico,

- Radiografias do crânio, da bacia, da coluna vertebral e dos ossos longos,

- Cintilografia óssea,

- Testes laboratoriais para deteção do aumento dos níveis de fosfatase alcalina no sangue e do aumento da hidroxipiridinolina sérica,

- Hemograma completo,

- Exame de urina para deteção de marcadores aumentados de renovação óssea, ou seja, deopiridinolina e hidroxipiridinolina urinária aumentada,

- Tomografia computorizada,

- RESSONÂNCIA MAGNÉTICA,

- Imagiologia por radionuclídeos do osso.

Não existe uma cura definitiva para esta doença óssea. O tratamento tem como objetivo,

- Alívio dos sintomas,

- Alteração da taxa de crescimento ósseo,

- Medicamentos como os bifosfonatos calcitonina, acetaminofeno,

- Suplementos de cálcio e vitamina D,

- Exposição à luz solar e exercícios,

- Cirurgia.

VERSÃO CURTA

Trata-se de uma doença crónica dos tecidos esqueléticos humanos caracterizada por uma remodelação óssea alterada que resulta numa quebra rápida e rápida do osso, seguida de uma rápida deposição óssea. Uma formação óssea reactiva excessiva resulta em ossos de grandes dimensões, menos compactos, porosos e mais macios, propensos a fracturas e a quebrar. O aumento da idade, a história familiar e o sexo masculino são os factores de risco documentados da doença. A genética e a inflamação são os principais factores etiológicos para o desenvolvimento da doença óssea de Paget. É também designada por Osteíte deformante.

As características clínicas podem ser resumidas como,

- Lesões assintomáticas,

- A dor óssea é a queixa mais frequente nos casos sintomáticos,

- Osso mais macio, mais fraco e poroso,

- Fracturas ósseas,

- Deformação óssea,

- Calor na zona afetada,

- Articulações da anca danificadas,

- Aumento do tamanho da cabeça,

- Alargamento fronto-occipital,

- Pés grandes,

- Fraqueza e letargia,

- Sensação de formigueiro,

- Perda de audição,

- Perturbações visuais,

- Falta de ar,

- Bossa frontal,

- Curvatura das pernas,

- Osteoartrite,

- Insuficiência cardíaca,

- Doenças malignas dos ossos.

http://www.slideshare.net/guestab6748/pagets-disease-of-bone-presentation?next slideshow=1

http://emedicine.medscape.com/article/334607-overview#a2

http://www.mayoclinic.org/diseases-conditions/pagets-disease-of-bone/home/ovc-20183843

http://www.slideshare.net/DaisyFaithyClare/paget-disease3

http://www.slideshare.net/DaisyFaithyClare/paget-disease3?next slideshow=1

http://www.slideshare.net/naneria/pagets-disease-of-bone

Capítulo 35. Adenoma papilar Cistadenoma linfomatoso

O cistadenoma papilar linfomatoso ou tumor de Warthin ou adenolinfoma é considerado a segunda neoplasia não maligna mais comum que envolve a glândula parótida, a seguir ao adenoma pleiomórfico, caracterizado pela proliferação e multiplicação de células luminais e não luminais.

É considerado o adenoma monomórfico mais prevalente e envolve ambos os sexos, com uma ligeira predominância do sexo masculino. [th]A idade máxima de aparecimento é por volta da 7ª década de vida.

O tumor de Warthin desenvolve-se geralmente devido à proliferação neoplásica de ductos de glândulas salivares colocados ectopicamente dentro dos gânglios linfáticos intra ou paraparotídeos localizados inferior e posteriormente ao ângulo da mandíbula. Não envolve outras glândulas salivares devido à ausência de tecidos linfóides.

As características clínicas podem ser resumidas como,

* Massa indolor de crescimento lento,

* Consistência firme ou flutuante,

* De natureza metacrónica,

* Geralmente tem origem na cauda da glândula parótida,

* Tumor encapsulado com forma arredondada,

* Lesões císticas com fluidos mucóides de cor acastanhada,

* Pode ser bilateral na apresentação,

A histologia sugere,

* Projecções papilares nos espaços císticos,

* Células altas, colunares e eosinofílicas com núcleos paliçados nos lúmens internos,

- Componentes luminais externos cuboidais ou poligonais,

- Infiltração de linfócitos,

- Estroma linfoide com formação de centros germinativos.

O diagnóstico baseia-se na história e no exame, seguidos de investigações específicas, tais como,

- FNAC,

- Imagens de ultra-sons,

- Tomografia computorizada,

- RESSONÂNCIA MAGNÉTICA.

O tratamento destas lesões envolve,

- Enucleação cirúrgica,

- Parotidectomia superficial.

VERSÃO CURTA

Este adenoma monomórfico mais comum foi documentado como sendo o segundo tumor benigno mais comum das glândulas salivares, seguido do adenoma pleomórfico, devido à transformação neoplásica e à proliferação de células luminais e não-luminais de ductos ectopicamente colocados nas glândulas salivares parótidas dentro dos gânglios linfáticos intra e paraparotídeos. Afecta normalmente os homens por volta dos 60-70 anos de idade. Também é conhecido como tumor de Warthin ou adenolinfoma.

As seguintes características foram observadas nestas lesões,

- Tumores de crescimento lento,

- Massa indolor,

- Consistência firme ou flutuante das lesões,

- De natureza metacrónica,

- Geralmente tem origem na cauda da glândula parótida,

- Tumor encapsulado com forma arredondada,

- Lesões císticas com fluidos mucóides de cor acastanhada,

- Raramente bilateral na apresentação.

http://www.slideshare.net/mahakralli/benign-tumours-of-salivarv-glands

http://medical-
dictionarv.thefreedictionarv.com/papillarv+cystadenoma+lymphomatosum

http://www.slideshare.net/ttylim/adenomas

http://www.slideshare.net/EAFO/i-salivary-gland-tumors-shaha

http://www.slideshare.net/drpuls/benign-salivary-gland-tumours

Capítulo 36. Adenoma pleomórfico

O adenoma pleomórfico foi classificado como o tumor benigno mais frequente das glândulas salivares, caracterizado pela proliferação de células com a capacidade de causar a diferenciação de células epiteliais, ou seja, células ductais e não ductais, e células mesenquimatosas, ou seja, condróides, mixóides ou ósseas, resultando em diferentes padrões histológicos na massa tumoral. Estas variações na forma e no formato conferem a estes tumores o seu nome caraterístico.

Estes constituem 60% de todos os tumores das glândulas salivares. Mais de 85% dos tumores afectam as glândulas parótidas, 8% afectam as glândulas submandibulares e os restantes tumores ocorrem nas glândulas sublingual e salivar menor. Estes tumores são mais prevalentes em indivíduos com idades compreendidas entre os 30 e os 50 anos, especialmente no sexo feminino.

Os factores causais para o desenvolvimento do adenoma pleomórfico são,

• Exposição à radiação,

• As anomalias genéticas, como o gene 1 do adenoma pleomórfico, ou seja, o PLAG1, são activadas por translocações cromossómicas em 8q12.

Sinais e sintomas clínicos associados ao adenoma pleomórfico,

• Padrão de crescimento lento,

• Crescimento sem dor,

• Ulceração rara do tecido cutâneo subjacente,

• Poucos centímetros de tamanho,

• Massa palpável bem definida.

• Elevação do lóbulo da orelha do lado afetado da glândula parótida,

• Envolvido numa pseudocápsula,

• Superfície lobulada,

- Massas firmes, de superfície lisa e em forma de cúpula no palato.

Os estudos histológicos mostram,

- Tanto células epiteliais como mesenquimais,

- Estroma contendo células condróides, mixóides, ósseas e fibróides,

- Projecções microscópicas responsáveis pela recorrência das lesões após o tratamento,

- Padrões ductais, lençóis e ilhas de neoplasia,

- Degenerescência vascular envolvendo poucas células.

O diagnóstico diferencial inclui,

- Adenolinfoma,

- Oncocitoma,

- Adenocarcinoma,

- Tumor de Warthin.

O tratamento do adenoma pleomórfico inclui,

- Excisão cirúrgica do tumor completo, com margens adequadas de tecido normal,

- Parotidectomia superficial em caso de envolvimento da glândula parótida,

- Remoção da glândula submandibular, se estiver envolvida.

VERSÃO CURTA

É definido como o tumor benigno mais comum que envolve as glândulas salivares, predominantemente a glândula parótida, caracterizado pela proliferação e diferenciação de células epiteliais e mesenquimatosas. As variações na forma e no formato ocorrem devido aos diferentes padrões histológicos destas lesões. Representa aproximadamente 60% de todas as neoplasias das glândulas salivares, ocorrendo maioritariamente na glândula parótida. A teoria atual do adenoma pleomórfico baseia-se nas células mioepiteliais e reversas dos ductos intercalares. Ocorre em indivíduos com idades compreendidas entre os 30 e os 50 anos, com predileção pelo sexo feminino.

As características associadas a estas lesões são,

* Lesões de crescimento lento,

* Apresentação indolor, ,

* A ulceração do tecido cutâneo subjacente é bastante invulgar, mas pode ocorrer por vezes,

* Poucos centímetros de diâmetro,

* Massa palpável bem definida,

* Elevação do lóbulo da orelha do lado afetado da glândula parótida,

* Envolvido numa pseudocápsula,

* Superfície lobulada,

* Lesões de superfície firme e lisa,

* Massas em forma de cúpula no palato.

http://www.slideshare.net/mahakralli/benign-tumours-of-salivary-glands

http://www.slideshare.net/drpuls/benign-salivary-gland-tumours

Capítulo 37. Papiloma

O papiloma pode ser definido como um tumor não maligno que apresenta um padrão de crescimento exterior e está associado à produção de massas semelhantes a frondes em qualquer parte da superfície do corpo humano. Os papilomas escamosos são transmitidos por contacto direto. Os papilomas cutâneos que se desenvolvem na superfície da pele são designados por verrugas. O HPV transmitido sexualmente é o fator etiológico mais comum. O tabagismo e o sexo oral são os factores de risco mais dominantes para as lesões do papiloma oral.

Normalmente, os papilomas podem ocorrer em vários locais, como por exemplo

• Os papilomas escamosos ocorrem no palato, no lábio, no bordo do vermelhão e noutras porções da mucosa oral,

• Cavidade oral, pescoço, parte superior do tórax, zona das virilhas e axilas,

• Mãos, pés e joelhos,

• Nariz, cérebro, órgãos genitais, conjuntiva do olho e ductos mamários femininos,

• Papilomas respiratórios recorrentes presentes na garganta, no tubo de ventilação e nos pulmões.

A maioria dos papilomas é causada pelo vírus do papiloma humano, que constitui um grupo de mais de 150 vírus diferentes,

• Os papilomas escamosos são as lesões papilares mais comuns da mucosa oral,

• O papiloma oral é causado por transmissão sexual através de contacto direto ou sexo oral,

• O HPV pode desenvolver papilomas na boca, nos órgãos genitais, nos olhos, na garganta e certos cancros do colo do útero nas mulheres,

• Também foram documentadas causas não virais da ocorrência de papilomas,

• Os papilomas nasais são provocados por lesões nos tecidos,

• Os papilomas podem ter uma origem idiopática de desenvolvimento,

• As verrugas genitais ocorrem secundariamente ao contacto sexual,

• Os bebés podem ser infectados pela mãe durante a gravidez.

As características clínicas dos papilomas variam de acordo com a sua causa de ocorrência e localização. Estas são resumidas em,

• Os papilomas escamosos são únicos e têm menos de 1 cm de tamanho, com um aspeto semelhante a uma couve-flor,

• A maioria dos casos de papiloma oral é assintomática,

• Pontos pretos nas verrugas cutâneas conhecidas como verrugas semente,

• Grupos de inchaços na pele,

• De natureza indolor ou dolorosa,

• De forma elevada ou plana,

• Dor de cabeça,

• Congestão nasal,

• Gotejamento pós-nasal,

• Dificuldade em engolir ou falar,

• Rouquidão ou perda de voz,

• Falta de ar,

• Hábitos de ressonar,

• Respiração difícil.

O exame histopatológico dos papilomas escamosos sugere,

• Epitélio escamoso queratinizado,

- Estroma bem vascularizado,

- Infiltrados de células inflamatórias.

Em casos graves, podem ocorrer complicações sérias e potencialmente fatais. Estas são,

- Ponto mole saliente no topo da cabeça de um bebé,

- Confusão e paralisia,

- Convulsão,

- Perda de visão,

- Tosse descontrolada,

- Obstrução completa das vias aéreas.

Algumas formas de papilomas são de natureza auto-limitada e não requerem medidas de tratamento. Os métodos de tratamento dependem do tipo e da localização dos papilomas.

- Medicamentos tópicos,

- Procedimentos como a crioterapia e a cirurgia a laser,

- Excisão cirúrgica.

VERSÃO CURTA

É basicamente um crescimento benigno causado mais frequentemente por infecções virais dos vírus do papiloma humano de tipo 2, 6, 11 e 57. Foram identificados mais de 150 tipos diferentes de HPV e 40 ou mais foram associados ao desenvolvimento de papilomas. Estes são mais frequentemente transmitidos por contacto direto ou por via sexual. Estas lesões altamente prevalentes da mucosa oral localizam-se no palato, nos lábios e no bordo vermelhão da boca. Estas lesões são auto-resolvidas ou removidas por cirurgia ou terapia laser.

As características clínicas destas lesões podem ser descritas como,

- Os papilomas escamosos são únicos e têm menos de 1 cm de tamanho, com um aspeto semelhante a uma couve-flor,

- A maioria dos casos de papiloma oral é assintomática,

- Inchaços na pele,

- De natureza indolor ou dolorosa,

- De forma elevada ou plana,

- Dor de cabeça,

- Congestão nasal,

- Gotejamento pós-nasal,

- Problemas de fala,

- Dificuldade de deglutição,

- perda de voz,

- Falta de ar,

- Hábitos de ressonar,

- Respiração pesada.

http: //www.slideshare.net/drsubir/human-papilloma-virus

http://www.clinicaladvisor.com/cmece-features/oral-lesions-caused-by-human-papillomavirus/article/193918/

http://my.clevelandclinic.org/health/diseases_condições/hic_Oral_Vírus_do_papiloma_humano_Infeção_por_HPV

http://www.slideshare.net/UDDent/papillary-lesions?next_slideshow=1

http://www.slideshare.net/UDDent/papillary-lesions

Capítulo 38. Síndrome de Papillion-Lefevre

A síndrome de Papillon-Lefevre é basicamente uma doença rara transmitida geneticamente, com um modo de hereditariedade autossómico recessivo, com um defeito genético localizado no cromossoma 11q14-q21 que envolve mutações no gene CTSC que codifica a catepsina-C, a qual actua basicamente como coordenador central da ativação de serina-proteinases em células imunitárias ou inflamatórias. Nesta doença, ocorre uma diminuição de cerca de 90% nos níveis de catepsina-C.

Apresenta uma taxa de prevalência de 1-4 casos por milhão de indivíduos, sem preponderância de género, ou seja, os homens e as mulheres são igualmente afectados, sem predileção racial. A consanguinidade entre os pais foi observada num terço dos casos.

As características clínicas associadas a esta perturbação são,

- Hiperqueratose de Palmer-planter,

- Periodontite agressiva generalizada na dentição decídua e permanente, levando à perda prematura de dentes aos 14-15 anos de idade,

- Destruição do osso alveolar,

- Calcificação da falx cerebri e do plexo coroide,

- Atraso no desenvolvimento somático,

- Aumento do risco de desenvolvimento de infecções, por exemplo, otite média,

- Mau cheiro ou halitose.

A patogénese desta síndrome pode ser explicada da seguinte forma,

- Anomalia nas funções dos neutrófilos que leva a uma resposta deficiente do hospedeiro contra as bactérias da placa bacteriana,

- Diminuição da quimiotaxia e da fagocitose dos neutrófilos,

- Aumento do número de agentes patogénicos periodontais,

- Defeitos das células assassinas naturais que resultam em citotoxicidade,

O diagnóstico depende dos critérios de Heneke, que envolvem

- Hiperqueratose palmoplanter,

- Perda de dentes decíduos e permanentes,

Herança autossómica recessiva.

O tratamento desta doença requer uma abordagem multidisciplinar com a ajuda de uma equipa de especialistas médicos e cirúrgicos. O tratamento da síndrome de Papillon-Lefevre inclui,

- O tratamento dermatológico envolve emolientes,

- O ácido salicílico e a ureia são adicionados para aumentar os benefícios,

- Retinóides orais para o tratamento da queratodermia e da periodontite,

- Tratamento periodontal com bochechos de clorexidina, profilaxia dentária e antibióticos sistémicos,

- Substituição protética de dentes perdidos para melhorar a estética e a função.

VERSÃO CURTA

Trata-se de uma doença hereditária com um padrão de hereditariedade autossómico recessivo devido a um defeito genético localizado no cromossoma 11q14-21, que resulta em mutações no gene que codifica a catepsina-C, levando a uma diminuição de 90% na sua produção. Resulta em anomalias da função dos neutrófilos que levam a uma diminuição da imunidade do hospedeiro, a um aumento da prevalência de agentes patogénicos periodontais, a defeitos das células assassinas naturais e à perda precoce de dentes.

As características clínicas desta síndrome podem ser apresentadas como,

- Hiperqueratose de Palmer-planter,

- Periodontite agressiva generalizada na dentição decídua e permanente, levando à perda prematura de dentes aos 14-15 anos de idade,

- Perda óssea alveolar,

- Calcificação da falx cerebri e do plexo coroide,

- Atraso do desenvolvimento somático,

- Aumento do risco de desenvolvimento de infecções, por exemplo, otite média,

- Halitose.

http://www.slideshare.net/dentistryinfo/papillonlefvre-syndrome-ashley-l-paulus-dds

http://www.slideshare.net/AbuHusseinMuhamad/papillonlefevre-síndrome-um-relato-de-caso-com-revisão-da-literatura

Capítulo 39. Parulis ou trato sinusal

Os seios paranasais podem ser descritos como um trato cego revestido por tecido de granulação que se inicia na superfície epitelial e desce até aos tecidos. A parulis, também designada por gumboil, é uma das lesões orais mais prevalentes. Pode ser definida como uma acumulação localizada de pus nos tecidos gengivais.

O pus em parulis pode ser produzido devido às seguintes razões,

- Necrose do tecido pulpar não vital,

- Oclusão ou bloqueio de bolsas periodontais profundas.

A patogénese da formação de parulis pode ser resumida da seguinte forma

- Necrose dos tecidos pulpares afectados,

- Acumulação de tecidos necróticos no ápice do dente não vital,

- Drenagem de pus perifericamente, resultando na formação de uma fístula,

- A parulis forma-se na extremidade da fístula de drenagem.

As características clínicas podem ser resumidas como,

- Associação com um dente não vital ou bolsa periodontal bloqueada,

- Associado ao ápice do dente agressor,

- Pode estar presente na proximidade da junção mucogengival,

- Inchaço amarelado da gengiva rodeado por uma área vermelha,

- Flutuante à palpação,

- Geralmente com menos de 5 mm de tamanho,

- Pequena abertura para a fístula adjacente,

- Pode observar-se exsudação de pus a partir de uma pequena abertura,

- Inicialmente indolor, seguida de dor considerável,

- A dor persiste e alivia subitamente com a exsudação de pus,

- Sensação de mau gosto ao libertar pus na boca.

O exame radiográfico revela um espaço alargado do ligamento periodontal ou uma radiolucência bem definida.

O diagnóstico de parulis é estabelecido numa base clínica sem necessidade de biópsia. Os meios auxiliares de diagnóstico incluem,

- Ensaio da pasta de papel,

- Sondagem periodontal dos dentes na proximidade da lesão,

- Radiografia dentária com colocação de um ponto de guta percha esterilizado ou de ponteiros radiopacos que conduzem ao ápice do dente agressor.

O tratamento da parulis envolve o tratamento da patologia subjacente. A recorrência é rara. Envolve,

- Tratamento do canal radicular do dente afetado,

- Extração do dente,

- Tratamento periodontal para bolsas ocluídas.

VERSÃO CURTA

Pode ser definida como uma acumulação de pus numa área localizada envolvendo os tecidos moles gengivais. É uma das lesões mais frequentes na cavidade oral. A necrose do tecido pulpar num dente não vital e a obstrução de uma bolsa periodontal profunda podem ser os agentes etiológicos da sua ocorrência. Normalmente, requer procedimentos de tratamento do canal radicular ou a extração do dente agressor após a sua identificação exacta.

As seguintes características clínicas foram observadas nestas lesões,

- Associado ao ápice do dente envolvido,

- Pode ocorrer na proximidade da junção mucogengival,

- Edema gengival amarelado com margens eritematosas,

- Flutuante à palpação,

- Normalmente com menos de 5 mm de diâmetro,

- Pequena abertura para a fístula adjacente,

- A exsudação de pus é evidente,

- Inicialmente indolor, seguido de um grau de dor grave,

- Alívio da dor aquando da exsudação de pus,

- Sensação de mau gosto ao libertar pus na boca.

http://www.slideshare.net/AdityaShinde2/manegment-of-intraoral-sinus-em-endodontia-sentada-única

http://www.rdhmag.com/articles/print/volume-23/issue-9/columns/case-study/case-9.html

http://www.slideshare.net/indiandentalacademy/periapical-radiolucencies-cursos de cirurgia oral

http://www.slideshare.net/sushmareddv25/sinus-and-fistula

Capítulo 40. Pênfigo vulgar

O pênfigo vulgar pode ser definido como um grupo de doenças auto-imunes de apresentação pouco frequente, caracterizado pela formação de bolhas intra-epiteliais na pele e nas membranas mucosas. Os auto-anticorpos circulantes são desenvolvidos contra as superfícies celulares dos karatinócitos.

Os auto-anticorpos são produzidos contra o antigénio Desmogleína-3 do pênfigo vulgar, que é uma parte normal das superfícies celulares dos queratinócitos humanos. É considerada uma doença extremamente fatal com elevadas taxas de mortalidade.

A sua ocorrência é considerada rara. A incidência do pênfigo vulgar foi documentada em todo o mundo e estima-se que seja de 0,5-3,2 pessoas por 100 000 indivíduos. Os homens e as mulheres são igualmente afectados, sendo observada uma maior proporção de mulheres por volta da adolescência. A idade média de ocorrência é por volta das 5th e 6th décadas de vida e é mais prevalente entre os judeus Ashkenazi.

As características comuns associadas a este tipo mais comum de Pênfigo são,

• As bolhas orais ocorrem normalmente antes das lesões cutâneas,

• 80% dos indivíduos apresentam primeiro bolhas orais,

• O tamanho das bolhas varia de 1 cm a vários centímetros,

• Desenvolvimento de bolhas flácidas ou bolhas primeiro,

• Bolhas com tendência para se romperem,

• No local das bolhas rompidas ocorrem erosões, crostas e alterações inflamatórias,

• Dor intra-oral que se agrava ao comer,

• Desnudação completa do epitélio oral,

- Bolhas cutâneas não pruriginosas,

- Envolvimento do epitélio ocular e genitourinário em casos raros,

- As lesões tornam-se generalizadas se não forem tratadas durante longos períodos de tempo.

Estudos de imunofluorescência direta e indireta e estudos histológicos revelam,

- Presença de imunoglobulina G na região intercelular da epiderme,

- Presença menos frequente de imunoglobulina A, imunoglobulina M e componente C3 do sistema do complemento,

- Os estudos IF lindirectos podem ser utilizados para indicar a atividade da doença,

- As células basais têm um aspeto de túmulo devido à sua ligação persistente à derme, mesmo após a perda das pontes intercelulares,

- Presença de poucas células acantolíticas na cavidade da bolha, mostrando alterações degenerativas.

O diagnóstico destas lesões depende de,

- Quadro clínico,

- Biópsia da pele para exame microscópico ligeiro,

- Biópsia da pele para estudos directos de IF,

- Estudos de imunofluorescência indireta,

- Teste ELISA.

O tratamento do pênfigo envolve,

- Administração de glucocortóides como a prednisolona,

- Terapias imunossupressoras concomitantes, como a administração de azatioprina,

- Medidas de apoio, como banhos de limpeza, pensos húmidos e agentes antimicrobianos,

- Correção de fluidos e electrólitos,

- É necessária uma monitorização contínua do prognóstico.

VERSÃO CURTA

Esta forma mais comum de pênfigo é descrita como uma lesão bolhosa intra-epitelial autoimune que envolve a pele e as membranas mucosas devido à produção de auto-anticorpos contra o antigénio Desmogleína-3 presente na superfície dos queratinócitos da pele. Afecta igualmente homens e mulheres, com um pico de aparecimento entre as 4th e as 6th décadas de vida. Estima-se que a incidência seja de 0,5-3,2 pessoas numa população de 100.000 seres humanos. Está associada a anomalias estruturais e funcionais, especialmente na cavidade oral.

As seguintes características clínicas foram documentadas devido a estas lesões,

- As bolhas orais desenvolvem-se normalmente antes das lesões cutâneas,

- 80% dos indivíduos apresentam primeiro bolhas orais,

- 1 cm a vários centímetros de tamanho,

- Bolhas ou bolhas flácidas nas fases iniciais,

- Bolhas com tendência para se romperem,

- Após a rutura das bolhas, observam-se erosões, crostas e alterações inflamatórias,

- A dor intra-oral agrava-se durante as refeições,

- Desnudação completa do epitélio oral,

- Bolhas cutâneas não pruriginosas,

- Se não forem resolvidas, as lesões espalham-se.

http://emedicine.medscape.com/article/1064187-

overview?pa=DMusMNAYN9RLYmwMSlrV%2FGAWXi%2FPLmNSq8
A2JKkJjE3fk8YkBUc66vQ%2BTvRrKY4azXebaktZfhmTjUNJOzzfD6nR
qmQjJmUDUmWrIY c71 rg%3D#a1

http://www.slideshare.net/medicaldump/pemphigus-vulgaris

http://www.slideshare.net/albrwaz/pemphigus-vulgaris-29329893

http://www.slideshare.net/prashanthvaratharasan/pemphigus

Capítulo 41. Abcesso periodontal

O abcesso periodontal pode ser descrito como uma infeção purulenta que se desenvolve nos tecidos próximos das bolsas periodontais e que tem uma apresentação localizada. Geralmente resulta na destruição dos ligamentos periodontais e dos tecidos ósseos alveolares. A degradação periodontal ocorre num curto espaço de tempo e manifesta-se como sintomas clínicos detectáveis.

O abcesso periodontal tem sido considerado como a infeção mais importante entre todos os abcessos dos tecidos periodontais. Representa tanto formas crónicas como refractárias do processo da doença. A acumulação localizada de pus comunica geralmente com a cavidade oral através do sulco gengival e não tem origem nos tecidos pulpares dos dentes. Os bastonetes anaeróbios gram-negativos e

os cocos gram positivos facultativos são os microrganismos mais frequentemente envolvidos.

É considerada a terceira infeção de emergência mais comum, depois da infeção alveolar aguda e da periodontite. Está documentado que a bolsa periodontal pré-existente é o fator predisponente mais importante. Ocorre predominantemente na área em redor dos dentes molares.

Os abcessos do periodonto podem ser classificados de acordo com a sua localização, curso de ação e número. Os vários tipos são,

- Abcesso gengival,
- Abcesso periodontal,
- Abcesso pericoronal,
- Abcesso agudo,
- Abcesso crónico,
- Exacerbação aguda de um abcesso crónico,
- Abcesso único,

- Abcessos múltiplos.

As características clínicas associadas ao abcesso periodontal são,

- Inchaço gengival liso, ovoide e brilhante de natureza localizada,

- De natureza dolorosa,

- Terno ao tato e à palpação,

- Exsudação de pus,

- Hemorragia à sondagem,

- Bolsas profundas, mais estreitas e tortuosas

- Impactação de alimentos,

- Sensível à percussão,

- Mobilidade dentária associada,

- Elevação do dente,

- Normalmente, os dentes associados permanecem vitais,

- Aumento da temperatura corporal,

- Febre e mal-estar,

- Leucocitose,

- Gânglios linfáticos aumentados.

O exame radiográfico pode mostrar,

- Aspeto normal ou algum grau de perda óssea,

- Alargamento do espaço do ligamento periodontal,

- Perda óssea avançada e extensa.

O exame histopatológico revela,

- Porção central de resíduos de tecidos moles e leucócitos destruídos rodeados por neutrófilos intactos,

- Organização da membrana piogénica composta por macrófagos e neutrófilos,

- Infiltrado inflamatório agudo,

- Epitélio da bolsa destruído e ulcerado.

O diagnóstico é normalmente estabelecido com base na história do doente, na avaliação dos sintomas e sinais, no exame radiográfico e em estudos histológicos. A microscopia de campo escuro, a PET scan e os marcadores de flúor-18-fluoromisonidazol são úteis na confirmação do diagnóstico.

O diagnóstico diferencial inclui,

- Abcesso gengival,

- Abcesso periapical,

- Cisto periodontal lateral,

- Fratura vertical da raiz,

- Periocoronite,

- Osteomielite,

- Granuloma eosinofílico.

O tratamento do abcesso periodontal envolve normalmente,

- Drenagem de abcessos através da pressão dos dedos,

- Incisão e drenagem,

- Escalonamento e planeamento radicular,

- Cirurgia periodontal,

- Antibióticos administrados por via sistémica,

- Extração de dentes.

VERSÃO CURTA

Pode ser definido como uma infeção purulenta localizada associada a destruição aguda envolvendo os tecidos periodontais e pode ser designado como abcesso periodontal lateral ou abcesso parietal. A bolsa periodontal pré-existente, os bastonetes anaeróbios gram-negativos e os cocos facultativos gram-positivos estão entre os principais factores etiológicos associados ao desenvolvimento do abcesso periodontal. A degradação dos tecidos periodontais ocorre num curto espaço de tempo, manifestando-se através dos seguintes sintomas e sinais clínicos detectáveis,

* Inchaço gengival liso, ovoide e brilhante de natureza localizada,

* De carácter doloroso,

* Terno ao tato e à palpação,

* Exsudação de pus,

* Hemorragia à sondagem,

* Bolsas profundas, mais estreitas e tortuosas

* Impactação de alimentos e corpos estranhos,

* Sensível à percussão,

* Mobilidade dos dentes,

* Elevação do dente no alvéolo,

* Dentes vitais associados,

* Aumento da temperatura corporal,

* Febre e mal-estar,

* Leucocitose,

* Linfadenopatia.

http://www.slideshare.net/dimpunani/periodontal-abscess-30016884

http://www.ncbi.nlm.nih.gov/pubmed/15495540

http://www.medicalnewstoday.com/articles/170136.php

http://www.deardoctor.com/inside-the-magazine/issue-7/periodontal(gengiva)-abcessos/

http://www.slideshare.net/DrShilpaShiv/periodontal-abscess-56825335

Capítulo 42. Fibroma ossificante periférico

O fibroma ossificante periférico é uma tumefação benigna ou um crescimento excessivo dos tecidos gengivais que apresenta áreas de calcificação ou ossificação derivadas das células dos ligamentos periodontais que podem ser classificadas como hiperplasia reactiva ou neoplasia.

Os adolescentes e os jovens adultos são mais susceptíveis de desenvolver esta doença. É bastante comum e tem sido documentado como 9% de todos os crescimentos gengivais em seres humanos e 1%-3% de todas as biópsias orais. A maxila anterior é considerada como a localização mais prevalente de ocorrência. As mulheres são mais susceptíveis de serem afectadas devido a alterações hormonais do que os homens.

Os seguintes factores etiológicos têm sido associados aos fibromas ossificantes periféricos,

- Traumatismo ou lesão,

- Irritação dos tecidos moles causada por dentaduras, próteses dentárias e restaurações,

- Placa subgengival,

- Cálculo subgengival,

- Impactação de alimentos,

- Alojamento de corpo estranho.

Normalmente envolve as gengivas e a papila interdentária na área dos incisivos ou das cúspides na maxila anterior. As características clínicas comuns associadas a esta condição são,

- Padrão de crescimento lento,

- Lesão avermelhada ou cor-de-rosa,

- Lesão de superfície lisa ou irregular com seixos,

- Pode estar ulcerado,

- Base larga com fixação semelhante a uma lapa,

- Menos frequentemente num talo curto,

- Na maioria das vezes, são pequenos, com menos de 2 mm de diâmetro,

- Podem desenvolver-se lesões maiores,

- Desconforto e problemas estéticos,

- Raramente, envolvimento dos ossos maxilares subjacentes.

O diagnóstico é estabelecido com base na apresentação clínica, na biopsia e no exame patológico. A histologia revela depósitos de osso, cemento ou cálcio no tecido conjuntivo celular.

A excisão completa é considerada como o tratamento de eleição. A amostra é enviada para exame histológico. A destartarização e o planeamento radicular são efectuados para remover a placa bacteriana e o cálculo. As taxas de recorrência são elevadas, podendo atingir os 20%.

VERSÃO CURTA

Pode ser explicada como uma lesão dos tecidos moles gengivais caracterizada por um elevado grau de celularidade, com formação de osso, material semelhante a cemento ou calcificação distrófica em casos raros. É considerada uma hiperplasia reactiva ou um crescimento neoplásico benigno. Pode ocorrer desde o nascimento até à velhice, com o pico de aparecimento na adolescência. A incidência diminui após os 30 anos de idade. Envolve mais frequentemente a maxila anterior e as mulheres têm maior propensão para desenvolver estas lesões.

As características seguintes foram observadas nestes crescimentos,

- De crescimento lento na natureza,

- Inchaço de cor vermelha ou cor-de-rosa,

- Lesão de superfície lisa ou irregular com seixos,

- Pode estar ulcerado,

- Base larga com fixação semelhante a uma lapa,

- Muitas vezes com um talo curto,

- Na sua maioria, de pequena dimensão,

- Menos de 2 mm de diâmetro,

- Podem ocorrer lesões maiores,

- Desconforto e desfiguração estética,

- Raramente envolve os ossos maxilares subjacentes.

http://www.dermnetnz.org/topics/peripheral-ossifying-fibroma/

http: //www.slideshare.net/marcellakemala/fibroma

http://www.hindawi.com/i ournals/crid/2013/497234/

http: //www.slideshare.net/anuj parihar/peipheral-ossifying-fibroma-a-diagnostic-dilemma

http://www.slideshare.net/iosrjce/peripheral-ossifying-fibroma-a-case-relatório

http://www.slideshare.net/IMJH/peripheral-ossifying-fibroma-with-superficial-bone-erosion-a-case-report

Capítulo 43. Granuloma periférico de células gigantes

O granuloma periférico de células gigantes, também designado por epúlide de células gigantes, é comprovadamente a lesão de células gigantes mais prevalente na cavidade oral, sendo basicamente de natureza reactiva e manifestando-se como um nódulo extra-ósseo de tecido mole, de cor vermelha arroxeada, contendo células gigantes multinucleadas num fundo de células estromais mononucleares, para além de extravasamento de eritrócitos. Ocorre normalmente após uma irritação ou lesão local.

Surge do periósteo ou da membrana do ligamento periodontal e é também designado por granuloma reparador periférico de células gigantes. Afecta mais frequentemente indivíduos na faixa etária dos 50-60 anos. A mandíbula é o local mais frequentemente afetado. As mulheres têm maiores probabilidades de desenvolver esta lesão.

Em termos clínicos, descreve,

- Lesões assintomáticas,

- Massas pedunculadas ou sésseis,

- Ocorre exclusivamente nos tecidos moles gengivais e nos rebordos alveolares edêntulos,

- Aspeto vascular ou hemorrágico vermelho-escuro,

- Ocorrem lesões azuladas,

- A maioria tem menos de 2 cm de tamanho,

- A ulceração ocorre após um traumatismo,

- Não representa uma verdadeira neoplasia,

- Rápida taxa de crescimento,

- Normalmente observada numa área entre os incisivos e os primeiros molares.

Os estudos histológicos revelam,

* Os elementos básicos são os fibroblastos,

* Massas de tecido não encapsuladas,

* Células gigantes dispersas pelo estroma,

* Estão presentes focos de hemorragia,

* Libertação dos pigmentos de hemossiderina.

Características radiográficas,

* Pode ou não ser evidente,

* Erosão da cortical óssea superficial em lesões de grandes dimensões,

* Alargamento dos espaços PDL adjacentes,

O diagnóstico é estabelecido com base nos achados clínicos, nas características radiográficas e nos resultados dos estudos histológicos. O tratamento destas lesões inclui a remoção cirúrgica local completa até aos tecidos ósseos subjacentes. As taxas de recorrência são de 10%-15% e podem ser tratadas com cirurgia adicional.

VERSÃO CURTA

É geralmente considerada uma lesão reactiva idiopática e não neoplásica ou reparadora, devido à presença de células gigantes multinucleadas num estroma de fundo contendo células mononucleares, juntamente com extravasamento associado de glóbulos vermelhos. Os factores etiológicos podem ser a placa dentária, depósitos de cálculo, restaurações dentárias deficientes, próteses mal ajustadas e história de extracções dentárias que conduzam a irritação ou trauma local. Os indivíduos entre as 4th - 6th décadas de vida são os mais frequentemente afectados, especialmente as mulheres.

As características clínicas associadas a estas lesões podem ser resumidas como,

* Lesões assintomáticas,

- Massas pedunculadas ou sésseis,

- Ocorre exclusivamente nos tecidos moles gengivais e nos rebordos alveolares edêntulos,

- Aspeto vascular ou hemorrágico vermelho-escuro,

- Ocorrem lesões vermelho-azuladas,

- O tamanho varia entre 0,5-1,5 cm,

- A ulceração ocorre devido a um traumatismo ou lesão,

- Não representa uma verdadeira neoplasia ou lesão reparadora,

- Padrão de crescimento rápido,

- Normalmente observada numa zona entre os incisivos e os primeiros molares.

http://www.authorstream.com/Presentation/prashantmunde92-2207325-lesoes-das-celulas-gigantes/

http://emedicine.medscape.com/article/1079711-overview

http://www.ncbi.nlm.nih.gov/pmc/articles/PMC3354806/

http: //www.slideshare.net/ks2024639/peripheral- gigante-cell-granuloma-gigante-cell-epulis

http://www.slideshare.net/ripandas54/giant-cell-lesions-of-jaw

Capítulo 44. Petéquias

As petéquias podem ser definidas como a ocorrência de episódios hemorrágicos de tamanho pontual nos tecidos moles devido à rutura de vasos sanguíneos. Aparecem como pequenas marcas ou pontos arredondados na superfície da pele, de cor vermelha, acastanhada ou púrpura, devido à hemorragia subjacente.

A etiologia das petéquias depende do tipo de lesão ou trauma,

* Morder as bochechas,

* Tosse,

* Fellario,

* Lesão por prótese dentária mal ajustada,

* Escovagem traumática dos dentes,

* Lesões dentárias iatrogénicas,

* Episódios traumáticos menores,

* Doenças do sangue,

* Alergias,

* Doenças auto-imunes,

* Doenças virais,

* Trombocitopenia,

* Hematomas na pele,

* Pele envelhecida,

* Leucemia,

* Septicemia,

As características clínicas associadas às petéquias incluem,

* Variação de cor de vermelho para azul ou roxo,

- A mucosa bucal, o bordo lateral da língua, os lábios e a junção do palato duro e mole são locais intra-orais comuns para o desenvolvimento de petéquias.

O diagnóstico diferencial envolve,

- Doenças do sangue,

- Discrasias,

- Lúpus,

- Líquen plano,

- Pênfigo vulgar,

- Reacções liquenóides.

O tratamento destas lesões envolve,

- Eliminação da causa do traumatismo ou da lesão,

- Compressas de gelo, compressas frias,

- Pressão direta,

- Esteróides,

- Antibióticos.

VERSÃO CURTA

A hemorragia de vasos sanguíneos rompidos para a pele, que resulta em manchas ou pontos hemorrágicos pontuais e arredondados, é designada por petéquias. Morder as bochechas, tossir, cair, lesões provocadas por próteses dentárias mal ajustadas, escovagem traumática dos dentes, lesões dentárias iatrogénicas, pequenos episódios traumáticos, doenças do sangue e alergias são algumas das causas mais comuns de petéquias.

Seguem-se as características clínicas das petéquias,

- Variação de cor de vermelho para azul ou roxo,

- A mucosa bucal, o bordo lateral da língua, os lábios, a junção do palato duro e do palato mole são locais intra-orais comuns para o desenvolvimento de petéquias.

http://www.slideshare.net/vibhutikaul/oral-pigmentation

http://www.mayoclinic.org/symptoms/petechiae/basics/definition/sym-20050724

https://medlineplus.gov/ency/article/003235.htm

http://www.slideshare.net/aprildiene/extravascular-lesions

Capítulo 45. Síndrome de Peutz-Jeghers

Trata-se de uma doença hereditária rara, com um padrão de hereditariedade autossómico dominante, caracterizada pela manifestação de múltiplos pólipos hemartomatosos no trato gastrointestinal, pigmentação mucocutânea e um risco aumentado de desenvolvimento de neoplasias do trato gastrointestinal e não gastrointestinal.

A prevalência desta doença varia entre 1 em cada 8000-200.000 nados-vivos, com uma proporção igual de ocorrência tanto no sexo masculino como no feminino. As mutações dos genes STK 11 localizados no cromossoma 19p13 são predominantemente responsáveis pelo desenvolvimento desta doença. Cerca de 10% a 20% dos casos podem ser esporádicos.

As características clínicas associadas a esta anomalia podem ser resumidas da seguinte forma,

- Pigmentação mucocutânea em cerca de 95% dos doentes,

- 1-5 mm de tamanho,

- Desenvolvem-se logo no primeiro ano de vida e desaparecem pouco depois de atingirem a puberdade,

- A pigmentação da mucosa bucal raramente desaparece,

- Os pólipos intestinais hemartomatosos afectam normalmente partes do intestino delgado, como o jejuno,

- Podem desenvolver-se pólipos no estômago e no cólon,

- Inicialmente, os pólipos parecem assintomáticos,

- Mais tarde, podem surgir hemorragias, obstruções e intussuscepções,

- Pólipos sésseis, pedunculados ou lobulados com 0,1-5 cm de tamanho.

O diagnóstico desta síndrome requer normalmente um teste genético, juntamente com a deteção de pelo menos um dos seguintes factores,

- Dois ou mais pólipos intestinais,

- Qualquer número de pólipos com história familiar de doença,

- Pigmentação com antecedentes familiares de doença,

- Pólipos intestinais com pigmentação.

O tratamento desta síndrome inclui,

- Polipectomia endoscópica,

- Enteroscopia com balão duplo,

- Laparotomia e ressecção intestinal com enteroscopia e polipectomia na mesa.

VERSÃO CURTA

Esta doença autossómica dominante transmitida geneticamente envolve a presença de múltiplos pólipos intestinais, pigmentação mucocutânea e desenvolvimento de neoplasias do trato gastrointestinal e do trato não gastrointestinal devido a mutações genéticas que envolvem os genes STK 11 localizados no cromossoma 19p13. Ambos os sexos são igualmente afectados por este processo patológico, com uma incidência estimada de 1 em cada 8000-200.000 pessoas.

As características presentes na síndrome de Peutz-Jeghers podem ser vistas como,

- Pigmentação mucocutânea na maioria dos casos,

- O tamanho varia entre 1 e 5 mm,

- Desenvolvem-se logo no primeiro ano de vida e desaparecem pouco depois de atingirem a puberdade,

- A pigmentação da mucosa bucal raramente desaparece,

- Os pólipos intestinais hemartomatosos afectam normalmente partes do intestino delgado, como o jejuno,

- A formação de pólipos pode incluir no estômago e no cólon,

- Inicialmente, os pólipos parecem assintomáticos,

- Mais tarde, podem surgir hemorragias, obstruções e intussuscepções,

- Pólipos sésseis, pedunculados ou lobulados com 0,1-5 cm de tamanho.

http : //www.slideshare.net/muzzain 1 /new-ppt-seminar-2013 -final

http://emedicine.medscape.com/article/182006-overview

https: //ghr.nlm.nih. gov/condition/peutz-j eghers-syndrome

http : //www.slideshare.net/AbhilashCheriyan/peutz-j eghers-syndrome

http://www.ncbi.nlm.nih.gov/pmc/articles/PMC3054160/pdf/10102516.pdf

Capítulo 46. Síndrome de Pierre Robin

A síndrome de Pierre Robin ou sequência de Pierre Robin é uma condição de desenvolvimento da diferença facial que é definitivamente caracterizada por um subdesenvolvimento grave do osso do maxilar inferior, posicionamento para baixo e para trás da massa da língua, levando a dificuldades respiratórias e fenda palatina associada.

A patogénese desta doença envolve a persistência dos tecidos da língua mais elevados do que o normal na boca, devido à diminuição do tamanho do maxilar inferior, o que resulta numa interferência com o fecho normal do osso do palato. Como resultado desta anomalia no desenvolvimento, forma-se uma fenda mais larga em forma de U no palato mole e duro.

A incidência global estimada é de cerca de um em cada 8500-14000 nados vivos, afectando tanto o sexo masculino como o feminino, com maiores probabilidades de ocorrência em bebés gémeos associados a um menor crescimento da mandíbula devido a um útero congestionado.

O subdesenvolvimento da mandíbula inicia uma sequência de acontecimentos que conduzem a uma deslocação anormal da língua e à formação de fenda palatina, o que dá à doença o seu nome caraterístico de sequência de Pierre Robin.

Os factores etiológicos desta sequência podem ser resumidos da seguinte forma,

- Idiopática ou de causa desconhecida,

- Factores externos que afectam o feto,

- Condições neurológicas que limitam os movimentos dos maxilares,

- Base genética.

As características clínicas da sequência de Pierre Robin são,

- Micrognatia,

- Glossoptose,

- Fenda palatina,

- Fácies de aves,

- Sopros congénitos,

- Patente PDA,

- Cataratas dos olhos e dos ouvidos,

- Esotrpia e glaucoma,

- Deformação do pavilhão a levar à surdez,

- Retardo mental.

O diagnóstico da doença requer um simples exame do bebé. Não são necessários testes especiais para a confirmação. O tratamento da sequência de Pierre Robin inclui,

- Gestão das vias aéreas em recém-nascidos através de traqueostomia e osteogénese de distração,

- Reparação da fenda palatina,

- Tratamento ortodôntico,

- Cirurgia ortognática.

VERSÃO CURTA

É considerada uma anomalia de desenvolvimento hereditária caracterizada pelo subdesenvolvimento da mandíbula, pela queda dos tecidos da língua e pela formação de fenda palatina. Esta doença ocorre num em cada 8500-14000 nados-vivos, envolvendo igualmente ambos os sexos.

Os bebés gémeos têm maiores probabilidades de sofrer desta sequência devido à sobrelotação do útero, que resulta na formação de maxilares inferiores de tamanho reduzido.

Foram documentadas as seguintes características nestes doentes,

- Micrognatia,

- Glossoptose,

- Fenda palatina,

- Fácies de aves,

- Sopros cardíacos congénitos,

- Patente PDA,

- Cataratas dos olhos e dos ouvidos,

- Esotrpia e glaucoma,

- Deformação do pavilhão auricular,

- Surdez,

- Retardo mental.

http://www.slideshare.net/sanchitgoyal12/syndromes-of-head-neck

http: //emedicine.medscape.com/article/844143 -overview#a1

http: //emedicine.medscape.com/article/995706-overview

http://www.ccakids.com/assets/syndromebk pierrerobin.pdf

Capítulo 47. Adenocarcinoma polimorfo de baixo grau

O adenocarcinoma polimorfo de baixo grau é uma neoplasia maligna de apresentação pouco comum que envolve as glândulas salivares, geralmente limitada às glândulas salivares menores e que se manifesta como lesões localizadas no palato.

Está documentado como sendo o segundo tumor maligno mais frequente nas glândulas salivares menores localizadas na mucosa dos lábios, língua, palato mole e duro, interior do nariz, bochechas e seios nasais. Ocorre normalmente por volta dos 50-80 anos de idade, com um pico de aparecimento na sétima década de vida, afectando predominantemente o sexo feminino.

Representa a diversidade morfológica dos padrões de crescimento e pode ser classificada como,

- Sólido,
- Glandular,
- Cribriforme,
- Tubular,
- Ductular,
- Cística,
- Trabecular,
- Papilar,
- Microcíticos.

As seguintes características importantes podem ser observadas nestas lesões,

- Lesão indolor e não sensível,
- Massa tumoral firme, não ulcerada, sub-mucosa,
- De crescimento lento na natureza,

- O tamanho varia entre 1-4 cm,

- Potencial para transformação histológica de malignidade de baixo grau em malignidade de alto grau.

Estudos histológicos mostram,

- Presença de células isomórficas com margens indistintas e núcleos de forma uniforme,

- Padrão de ficheiro indiano periférico,

- Bordos infiltrativos não encapsulados de células de aspeto indiferenciado,

- Disposição em diversos padrões arquitectónicos.

O diagnóstico baseia-se no exame clínico e na histopatologia da massa tumoral. O tratamento do tumor envolve a excisão cirúrgica conservadora com bom prognóstico.

VERSÃO CURTA

É definida como uma neoplasia rara das glândulas salivares que afecta principalmente as glândulas salivares menores e ocorre normalmente no palato da boca.

Esta segunda neoplasia maligna mais frequente nas glândulas salivares menores tem um pico de idade de início por volta da 7th década de vida.

As mulheres são mais propensas a desenvolver estes tumores. Apresenta uma diversidade morfológica nos padrões de crescimento e pode ser tratado com sucesso através da remoção cirúrgica conservadora da massa tumoral.

As características proeminentes destas lesões podem ser resumidas como,

- Lesões assintomáticas,

- Não é evidente qualquer sensibilidade ou dor,

- Consistência firme,

- Sem ulceração associada,

- Massas tumorais sub-mucosas,

- Padrão de crescimento lento,

- O tamanho varia entre 1 e 4 cm,

- Elevado potencial de transformação histológica de malignidade de baixo grau para malignidade de alto grau.

http://www.slideshare.net/UDDent/salivary-gland-pathoology-1

http: //www.ncbi .nlm.nih.gov/pmc/articles/PMC3177503/

http://www.webmd.com/cancer/polymorphous-low-grade-adenocarcinoma

http://www.slideshare.net/adorabledrakheel/salivary-glands-19340425

http: //www.slideshare.net/UDDent/salivary- gland-patholo gy

Capítulo 48. Displasia fibrosa poliostótica

A displasia fibrosa poliostótica pode ser caracterizada como uma perturbação do desenvolvimento não hereditária que se manifesta pela substituição de várias regiões ósseas do corpo por tecidos fibrosos, levando a um aumento da incidência de fracturas e à deformação do membro superior, do membro inferior e do crânio. Os tecidos ósseos esponjosos lamelares normais são em grande parte substituídos por tecidos fibrosos anormais.

A displasia fibrosa poliostótica constitui 30% de todos os casos de displasia fibrosa, sendo a forma monostótica responsável pelos restantes 70% das lesões. A incidência exacta destas lesões ainda não está documentada. A idade de início desta doença varia aproximadamente entre os 3 e os 30 anos, com predominância do sexo feminino. Não foi observada qualquer predileção racial.

Foi sugerida uma transformação genética questionável devido a mutações no gene GNAS1. Foi observada uma doença genética que envolve displasia fibrosa poliostótica, juntamente com pigmentação da superfície da pele e alterações hormonais que levam a um desenvolvimento sexual prematuro. Esta doença é conhecida como síndroma de McCune Albright.

Afecta mais frequentemente o fémur, a tíbia, a pélvis e o pé. As regiões do corpo menos frequentemente afectadas são as costelas, os ossos do crânio e os ossos dos membros superiores. A coluna lombar, a clavícula e a coluna cervical raramente são afectadas.

As seguintes características foram observadas em lesões displásicas fibrosas poliostóticas,

- Envolvimento de 2 ossos a mais de 75% do esqueleto,

- Fracturas ósseas patológicas,

- Dores nos ossos,

- Deformações ósseas,

- Inchaço,

- Perda auditiva condutiva,

- Regiões planas de pigmentação excessiva da pele, conhecidas como manchas café com leite,

- Perturbações hormonais,

- Puberdade precoce,

- Episódios de hemorragia menstrual prematura,

- Formação prematura dos seios e crescimento dos pêlos púbicos,

- Taxas de crescimento rápidas,

- De carácter agressivo,

- Hiperplasia maciça da cartilagem,

- 50% dos casos com envolvimento da cabeça e do pescoço,

- Anomalias da tiroide,

- Taxas elevadas de transformação maligna que variam entre 0,4% e 4%.

Estudos histológicos mostram,

- O componente fibroso é evidente,

- Componente ósseo com osso tecido imaturo,

- Trabéculas irregularmente dispostas e mal orientadas,

- Ausência de rebordo osteoblástico,

- Presença de ilhas cartliginosas.

O diagnóstico baseia-se na caraterização clínica, histopatologia, tomografia computorizada, cintigrafia óssea e biópsia aberta. A RMN pode ser útil, mas a TAC continua a ser a investigação padrão. O diagnóstico diferencial inclui,

- Displasia fibrosa monostótica,

- Síndrome de McCune Albright,

- Doença de Paget do osso,

- Fibroma ossificante,

- Quisto ósseo aneurismático,

- Tumor de células gigantes,

- Tumor castanho.

O tratamento desta doença inclui,

- Encaminhamento precoce para um endocrinologista para identificação de possíveis anomalias sistémicas nas fases iniciais,

- Bifosfonatos intravenosos para o alívio da dor óssea,

- Calcitonina e mitramicina,

- Tratamento das endocrnopatias,

- Corticosteróides,

- A radioterapia é contra-indicada.

VERSÃO CURTA

Esta anomalia de desenvolvimento tem sido caracterizada pela substituição de múltiplos tecidos ósseos esponjosos lamelares por tecidos fibrosos, resultando num aumento da dor óssea, fracturas e deformidades do esqueleto. O fémur, a tíbia, a pélvis, o pé e o crânio são normalmente os ossos do esqueleto afectados.

A displasia fibrosa poliostótica representa aproximadamente 30% de todas as lesões de displasia fibrosa. As mulheres têm maiores probabilidades de desenvolver estas lesões, especialmente na faixa etária entre os 3 e os 30 anos. Também foram documentadas mutações no gene GNAS1 em alguns casos.

As seguintes características foram observadas em associação com esta perturbação,

- Envolvimento de 2 ossos até mais de 75% do esqueleto,

- Fracturas ósseas patológicas,

- Dores nos ossos,

- Defeitos de deformação óssea,

- Inchaço,

- Perda de audição,

- Pontos de café com leite,

- Perturbações hormonais,

- Puberdade precoce, especialmente no sexo feminino,

- Padrão de crescimento rápido,

- De carácter agressivo,

- 50% dos casos com envolvimento da cabeça e do pescoço,

- Anomalias endócrinas,

- Elevadas taxas de transformação maligna.

http://www.slideshare.net/sachendertanwar/fibrous-dysplasiaofmaxilla

http : //emedicine.medscape.com/article/1998464-overview#a6

http://www.medicinenet. com/script/main/art.asp?articlekey=20060

http://www.slideshare.net/hytham nafady/fibrous-dysplasia-30402920

http://www.slideshare.net/drpuls/fibrous-dysplasia-60396932

Capítulo 49. Pigmentação induzida pela gravidez

É basicamente considerada uma doença crónica da pele caracterizada pelo desenvolvimento de hiperpigmentação focal da pele em resultado de alterações neoplásicas. Afecta normalmente as mulheres durante a gravidez e é designada por melasma, que significa máscara da gravidez.

O risco de pigmentação induzida pela gravidez aumenta com a exposição excessiva à luz solar. A produção excessiva de pigmento de melanina por melanócitos hiperfuncionais descreve a fisiopatologia destas lesões. São observados três padrões clínicos nestas lesões: centrofacial, malar e mandibular. Estas podem ser epidérmicas, dérmicas ou mistas com base na histologia.

A incidência do melasma é maior no sexo feminino e afecta indivíduos entre os 20 e os 40 anos de idade. Pode ocorrer na infância. As pessoas com cor castanha ou bronzeado escuro são propensas a desenvolver esta anomalia da pele. Os locais mais afectados são as têmporas, a testa, os lábios superiores, o nariz e a bochecha. Pode também afetar os antebraços e o pescoço.

Os factores etiológicos que podem agravar a ocorrência desta anomalia podem ser resumidos em

- Medicamentos fotossensibilizados,

- Doenças auto-imunes da glândula tiroide,

- Alterações hormonais, ou seja, gravidez, puberdade,

- Pílulas contraceptivas,

- Terapia de substituição hormonal,

- Produtos cosméticos,

- História familiar,

- Hipotiroidismo.

As características proeminentes associadas ao melasma são,

- Manchas castanhas escuras a castanhas acinzentadas,

- Bordos ou margens acentuados das lesões,
- É mais evidente à luz negra,
- Manchas aproximadamente simétricas no rosto,
- 90% das lesões ocorrem em mulheres,
- Desaparece lentamente e de forma incompleta após o parto nas mulheres ou após a interrupção da terapia hormonal,
- Raramente desaparece nos homens.

O diagnóstico destas lesões requer um exame completo, histologia e biopsia da pele. A lâmpada de madeira que emite luz negra ajuda a identificar a profundidade da pigmentação. O tratamento destas anomalias cutâneas requer a instituição cuidadosa das seguintes directrizes,

- Pode desvanecer-se por si só,
- Creme, loção, gel ou líquido de hidroquinona para uso tópico,
- Tretinoína ou corticosteróides,
- Medicamentos combinados,
- Ácido azelaico ou ácido kójico,
- Medicamentos mais recentes, como o sulfato de zinco mequinol, arbutin e desoxiarbutin,
- Lasers fraccionados, lasers de dióxido de carbono, lasers de pigmentos,
- Derma-abrasão e micro-derma-abrasão em casos limitados,
- Terapia de luz pulsada intensa,
- Utilização regular de protetor solar,
- Chapéu de abas largas na cabeça ao sair,
- Evitar a depilação da pele.

O prognóstico é bom. No entanto, a recorrência é elevada aquando da reexposição à luz solar.

VERSÃO CURTA

É definida como uma lesão cutânea macular de cor acastanhada que afecta predominantemente as mulheres grávidas. A sua elevada taxa de ocorrência durante a gravidez dá-lhe o nome de melasma ou cloasma ou máscara da gravidez.

A exposição solar, a terapia de substituição hormonal, a utilização de produtos cosméticos, a história de hipotiroidismo e a utilização de pílulas contraceptivas podem agravar negativamente a sua ocorrência.

Os locais mais comuns de desenvolvimento são a pele, as têmporas, a testa, os lábios superiores, o nariz e as bochechas. As pessoas com idades compreendidas entre os 20 e os 40 anos são mais susceptíveis de sofrer desta doença de hiperpigmentação.

Algumas características proeminentes são,

- Manchas castanhas escuras a castanhas acinzentadas,

- Bordos ou margens acentuados das lesões,

- É mais evidente à luz negra,

- Manchas aproximadamente simétricas no rosto,

- 90% das lesões ocorrem em mulheres,

- Desaparece lentamente e de forma incompleta após o parto nas mulheres ou após a interrupção da terapia hormonal,

- Raramente desaparece nos homens.

https://www.mariobadescu.com/What-Is-Hyperpigmentation#helpme

http : //www.parents.com/pregnancy/my-body/changing/post-pregnancy-skincare/

http : //www.slideshare.net/daulatramdhaked/melasma-treatment

https://www.aad.org/public/diseases/color-problems/melasma

http : //www.slideshare.net/alwesaibie/melasma-52509037

http://www.slideshare.net/drangelosmith/disorders-of-pigmentation

Capítulo 50. Granuloma piogénico

O granuloma piogénico é uma lesão semelhante a um tumor, de apresentação comum, que se desenvolve devido a irritação local ou lesão traumática, resultando na formação de uma massa tecidular exuberante. O nome dado a esta lesão é, na realidade, um nome incorreto, uma vez que a doença não está associada a qualquer formação de pus e não se assemelha histologicamente a um granuloma. Também é conhecido como tumor da gravidez.

Representa um processo de doença inflamatória reactiva que contém a proliferação de canais vasculares, tecidos conjuntivos fibroblásticos nas suas células inflamatórias imaturas e irregularmente localizadas. A ulceração da superfície é evidente numa lesão que exibe uma arquitetura lobular.

Pode ocorrer em qualquer faixa etária, afectando predominantemente as mulheres devido às frequentes alterações hormonais. Não foi observada qualquer predileção racial. Esta lesão desenvolve-se mais frequentemente nos tecidos interproximais da gengiva bucal, sendo os lábios, a superfície dorsal da língua e a mucosa bucal locais orais comuns. Desenvolve-se mais frequentemente na gengiva maxilar anterior do que na gengiva mandibular e na gengiva facial mais frequentemente do que nos tecidos linguais.

Foram observados os seguintes factores predisponentes,

- História de traumatismo ou irritação,

- Má higiene oral,

- Placa dentária e cálculo,

- Restaurações dentárias pendentes,

- A gravidez,

- Alterações hormonais,

- Peri-implantite.

As características clínicas associadas ao granuloma piogénico são,

- Hiperplasia inflamatória não neoplásica,

- Indolor por natureza,

- Crescimento excessivo nodular na cavidade oral,

- Ulceração da superfície,

- De cor vermelha a púrpura,

- Liso ou lobulado,

- Sésseis ou pedunculados,

- Suave à palpação,

- Alguns milímetros a vários centímetros de tamanho,

- Hemorragia fácil e nódoas negras devido à extrema vascularização nas lesões iniciais,

- A vascularização diminui nas lesões maduras, que são mais colagénicas e cor-de-rosa,

- Maturação fibrosa,

- Padrão de crescimento rápido.

O exame histológico revela,

- Lesão reactiva ou inflamatória com mucosa ulcerada,

- Epitélio paraqueratótico ou não queratinizado,

- Núcleo lobulado ou celular,

- Tecido conjuntivo finíssimo,

- Proliferação de canais vasculares,

- Pouco colagénio está presente,

- Infiltrado inflamatório, isto é, células plasmáticas, linfócitos e neutrófilos.

O tratamento da lesão inclui,

- Excisão cirúrgica conservadora até ao periósteo,

- Raspagem e alisamento radicular para remover a placa dentária e o cálculo,

- Laser Nd:YAG,

- Criocirurgia,

- Injeção intra-lesional de etanol ou corticosteróides,

- Escleroterapia,

- Nas mulheres grávidas, as lesões são excisadas após o parto.

O prognóstico destas lesões é excelente após a remoção, quase sem hipóteses de recorrência. No entanto, as taxas de recorrência são elevadas durante a gravidez. Os doentes devem ser informados sobre a manutenção da higiene oral.

VESRIÃO CURTO

É definida como uma lesão de ocorrência comum que se assemelha a uma resposta exuberante, semelhante a um tumor, a uma irritação ou trauma localizado. Esta lesão inflamatória reactiva está repleta de áreas vasculares em proliferação, tecido conjuntivo imaturo com fibroblastos e dispersão de células inflamatórias.

O granuloma piogénico pode desenvolver-se em qualquer local da boca. Os tecidos interproximais da gengiva bucal, os lábios, a superfície dorsal da língua e a mucosa bucal são locais orais comuns para a ocorrência de granuloma piogénico.

Características clínicas associadas ao granuloma piogénico,

- Hiperplasia inflamatória benigna

- Sem dor ou desconforto associados

- Crescimento excessivo de nódulos na cavidade oral,

- Ulceração da superfície,

- De cor vermelha a púrpura,

- Liso ou lobulado,

- Sésseis ou pedunculados,

- Suave à palpação,

- Alguns milímetros a vários centímetros de tamanho,

- Hemorragia fácil e nódoas negras devido à extrema vascularização nas lesões iniciais,

- A vascularização diminui nas lesões maduras, que são mais colagénicas e cor-de-rosa,

- Maturação fibrosa,

- Lesões de crescimento rápido.

http: //www.healthline .com/health/pyo genic- granuloma#Location2

https://medlineplus.gov/ency/article/001464.htm

http://www.slideshare.net/07710722336/oral-pyogenic-granuloma

http: //www.slideshare.net/tahanialteen/1 -hiperplasia-da-mucosa-oral

http://emedicine.medscape.com/article/1077040-overview#a4

Capítulo 51. Abcesso radicular

O abcesso radicular, também conhecido como abcesso periapical, abcesso alveolar ou abcesso dento-alveolar, é normalmente causado pelo desenvolvimento de uma infeção no interior do dente. Tem origem basicamente numa periodontite apical ou num granuloma periapical. Aparece na ponta das raízes do dente e envolve os tecidos ósseos circundantes e as células do ligamento periodontal. Em casos de exacerbação aguda de lesões crónicas, é conhecido como abcesso fénix.

Os factores etiológicos do abcesso radicular são,

- Infeção da polpa,

- Necrose da polpa ou morte da polpa,

- Lesão traumática,

- Ensaio clínico randomizado falhado,

- Irritação dos tecidos periapicais após a instrumentação durante a terapia endodôntica,

- Extrusão de detritos para além do forame apical.

As características clínicas associadas ao abcesso radicular podem ser resumidas da seguinte forma,

- Resposta inflamatória aguda,

- Dor intensa e latejante e mal-estar em casos agudos,

- A dor agrava-se com o passar do tempo,

- Tendência para a persuasão e a pressão,

- Extensão da lesão ao osso circundante e aos espaços da medula óssea,

- Pode ocorrer osteomielite,

- Mau hálito e sabor desagradável na boca,

- Gengivas inchadas, avermelhadas e brilhantes, associadas ao ápice dos dentes,

- Inchaço dos tecidos associados,

- Febre e mal-estar,

- Gânglios linfáticos aumentados,

- Abcessos crónicos assintomáticos,

- Área de supuração bem circunscrita num abcesso crónico.

O exame radiográfico revela,

- Ligeiro grau de espessamento do espaço PDL,

- A área radiolúcida é evidente no ápice do dente,

- Restauração defeituosa ou cavitação.

Estudos histológicos mostram,

- Supuração da região com presença de leucócitos PMN, linfócitos, detritos celulares, colónias de bactérias e produtos necróticos,

- Dilatação dos vasos sanguíneos,

- Aumento da vascularização,

- Presença de exsudados serosos.

O diagnóstico da lesão é confirmado com a ajuda do exame clínico, sinais e sintomas, radiografias, estudos histológicos e testes de vitalidade da polpa. O tratamento inclui,

- Incisão e drenagem,

- e drenagem do conteúdo purulento através da abertura de acesso por abordagem direta ou remoção do dente,

- Tratamento do canal radicular,

- Trefinação,

- São prescritos analgésicos para o controlo da dor,

- Os antibióticos são administrados até à resolução da infeção, idealmente após a cultura e o teste de sensibilidade.

As complicações associadas aos casos não tratados são,

- Osteomielite,

- Celulite,

- Bacteremia,

- Formação de fístulas,

- Trombose do seio cavernoso.

VERSÃO CURTA

É descrita como uma reação inflamatória iniciada no interior do dente, resultando no desenvolvimento de infeção pulpar e necrose, que se manifesta por um início rápido, dor e desconforto espontâneos, formação de pus e eventual envolvimento do osso e tecidos circundantes.

Trauma químico ou mecânico, invasão bacteriana, extirpação incompleta da polpa e extrusão de detritos para os tecidos periapicais estão entre as causas mais prevalentes de formação de abcessos. As bactérias estreptococos e estafilococos são os principais agentes microbianos envolvidos.

As características clínicas são,

- Resposta inflamatória aguda,

- Dor forte e latejante que se agrava progressivamente,

- Tendência marcada para a persuasão,

- Extensão da lesão para os espaços circundantes da medula óssea,

- Pode ocorrer osteomielite,

- Mau hálito,

- Sensação de gosto desagradável na boca,

• Gengivas inchadas, avermelhadas e brilhantes, associadas ao ápice dos dentes,

• Inchaço dos tecidos associados,

• Febre, mal-estar e letargia,

• Linfadenopatia,

• Abcessos crónicos assintomáticos,

• Área de supuração bem circunscrita num abcesso crónico.

http://www.slideshare.net/smijalgopalan/diseases-of-pulp-periapical-tissues-1

http://www.slideshare.net/DrShilpaShiv/periodontal-abscess-56825335

http://www.infodentis.com/endodontics/abscess-tooth.php

http://www.medilexicon.com/medicaldictionary.php?t=260

http://www.slideshare.net/makiga/acute-alveolar-abscess

http://medical-dictionary.thefreedictionary.com/alveolar+abscess

Capítulo 52. Granuloma radicular

O granuloma radicular, o granuloma periapical ou a periodontite apical crónica manifestam-se geralmente como sequelas sem sintomas da periodontite apical aguda ou da pulpite. A periodontite apical crónica é de natureza proliferativa e desenvolve-se devido a uma periodontite apical aguda não tratada, que tem uma natureza exsudativa. É também designada por periodontite apical assintomática.

Uma massa localizada de tecido de granulação crónica produzida devido a infeção ou irritação constitui a base da formação do granuloma periapical. Pode desenvolver-se ou até aumentar sem quaisquer sinais ou sintomas definitivos. Os estreptococos, estafilococos, E.coli e pneumococos estão entre os micróbios mais frequentemente envolvidos.

A libertação gradual de agentes nocivos da polpa necrótica com baixo grau de patogenicidade, a morte da polpa seguida de uma ligeira irritação dos tecidos periapicais e um tratamento inadequado do canal radicular são algumas das principais causas do seu desenvolvimento.

As características clínicas do granuloma periapical podem ser resumidas como,

- De carácter assintomático,

- Geralmente descoberto como um achado radiográfico casual,

- Ausência ou mínima dor associada à percussão,

- Não reage a estímulos eléctricos ou térmicos devido a dentes não vitais,

- Som de percussão baço devido à presença de tecidos de granulação subjacentes,

- Ligeiro alongamento dos dentes no alvéolo,

- Sem perfuração óssea ou formação de fístula.

O exame radiográfico mostra,

- PDL espessado no ápice da raiz,

- Área radiolúcida devido à reabsorção óssea concomitante e à proliferação de tecido de granulação,

- O osso esclerótico que contorna as lesões aparece normalmente como uma fina linha radiopaca,

- Grau variável de reabsorção radicular,

A histologia destas lesões envolve,

- Massa de tecido de granulação com proliferação de fibroblastos, células endoteliais e capilares sanguíneos imaturos,

- Reabsorção óssea associada,

- Células endoteliais inchadas que revestem os capilares,

- Lesão relativamente homogénea com macrófagos, células plasmáticas e linfócitos,

- Produção de imunoglobulinas pelos linfócitos,

- Fendas de colesterol com células gigantes multinucleadas,

O tratamento destas lesões envolve,

- Tratamento do canal radicular,

- A remoção da causa inflamatória resulta na reabsorção do tecido granulomatoso, seguida de reparação com osso trabeculado,

- RCT seguido de apicoectomia,

- Extração do(s) dente(s) agressor(es).

VERSÃO CURTA

Desenvolve-se normalmente como uma manifestação assintomática de periodontite apical aguda ou pulpite rodeada pela ocorrência de um saco fibroso em continuidade com o ligamento periodontal e ligado ao ápice das raízes. É também designada por granuloma periapical ou periodontite apical crónica.

Está documentado que os estreptococos, estafilococos, E.coli e pneumococos são os microrganismos mais frequentemente associados responsáveis pela formação de granulomas. O granuloma aumenta sem quaisquer sinais e sintomas óbvios.

As características proeminentes destas lesões são as seguintes

• Apresentação assintomática,

• Geralmente descoberto como um achado radiográfico casual,

• Ausência ou ligeira dor à percussão,

• Não reage a estímulos eléctricos ou térmicos devido a dentes não vitais,

• Som de percussão baço devido à presença de tecidos de granulação subjacentes,

• Ligeiro alongamento dos dentes no alvéolo,

• Sem perfuração óssea ou formação de fístula,

• Dor de dentes em martelo em casos sintomáticos.

http://www.slideshare.net/dr mzs/periapical-disease

http://medical-dictionary.thefreedictionary.com/apical+granuloma

http://www.slideshare.net/smijalgopalan/diseases-of-pulp-periapical-tissues-1

http://guidaldentista.com/en/Periapical-Granuloma-things-causes-and-remedios/

http: //www.slideshare.net/ektagarg 11 /periapical-pathology

Capítulo 53. Rabdomioma

O rabdomioma extra-cardíaco ou oral é um tumor benigno do músculo esquelético, de apresentação rara, que afecta predominantemente a região da cabeça e do pescoço, especialmente na cavidade oral, contendo células maduras normais em número e distribuição anormais. Pode apresentar-se como uma variante genética durante o desenvolvimento dos músculos estriados. Foram observados tipos neoplásicos e hemartomatosos.

Este tumor tem uma predileção especial pelos tecidos moles da região da cabeça e do pescoço, como o pavimento da boca, o palato mole, a língua, a mucosa bucal associada, a orofaringe, a laringe e os músculos do pescoço. Pode afetar todos os grupos etários, desde a infância até aos adultos, mas a idade máxima de início é por volta dos 50 anos. Os homens têm um risco acrescido de desenvolver estas lesões.

As características clínicas podem ser resumidas como,

- Na maior parte dos casos, a apresentação é assintomática,

- Massa submucosa bem definida,

- Observa-se compressão ou deslocação da língua,

- Obstrução parcial da faringe,

- Rouquidão da voz,

- Dificuldade em respirar,

- Problemas de deglutição.

O exame histopatológico revela,

- Células bem diferenciadas de grandes dimensões que se assemelham a células musculares estriadas,

- Expressão da distrofina nas membranas celulares,

- Células poligonais com manchas eosinofílicas profundas e núcleos situados na periferia,

- Vacúolos intracelulares podem estar ocasionalmente presentes em células poligonais,

* Pode ser bem demarcada, mas não encapsulada.

O diagnóstico baseia-se nos achados clínicos e na histologia das lesões. O tratamento destas lesões é geralmente efectuado por remoção cirúrgica. O prognóstico é de razoável a bom. A transformação maligna e as metástases não são normalmente observadas nestas lesões.

VERSÃO CURTA

Trata-se basicamente de um crescimento tumoral não maligno de origem muscular esquelética, de ocorrência menos frequente. Afecta predominantemente a região da cabeça e do pescoço, especialmente as estruturas da boca.

O pavimento da boca, o palato mole, a língua, a mucosa bucal associada, a orofaringe, a laringe e os músculos do pescoço são áreas habitualmente afectadas. A idade máxima de aparecimento varia entre os 40 e os 60 anos. Os homens têm maior propensão para desenvolver estas lesões.

As características clínicas comuns podem ser descritas como,

* Na maior parte dos casos, a apresentação é assintomática,

* Não há dor ou desconforto associado na maioria das lesões,

* Massa submucosa bem definida,

* Compressão e deslocação da língua,

* Obstrução parcial da faringe,

* Rouquidão da voz,

* Dificuldade em respirar,

* Deglutição ou deglutição anormal.

http://emedicine.medscape.com/article/281592-overview#a2

http://www.ncbi.nlm.nih.gov/pubmed/2931108

http://www.slideshare.net/narmadaptiwari/soft-tissue-tumor

http://www.slideshare.net/UDDent/connective-tissue-lesions

Capítulo 54. Artrite reumatoide

Define-se como uma doença crónica, autoimune, de natureza progressiva, associada à inflamação das articulações, que conduz a deformações articulares dolorosas e à imobilidade. Esta doença afecta mais frequentemente os dedos das mãos, os pés, os tornozelos e os pulsos.

A artrite reumatoide pode desenvolver-se em qualquer grupo etário, afectando predominantemente indivíduos na 3 -6rdth década de vida. As mulheres são mais susceptíveis de sofrer desta doença articular, com um rácio de 3:1 entre mulheres e homens.

A incidência desta doença revela que o envolvimento mais frequente das articulações das mãos e dos pés é seguido pelos joelhos, tornozelos e pulsos, seguidos pelos ombros e depois pelos cotovelos e, menos frequentemente, pelas articulações claviculares e SC. Pode também envolver a coluna cervical.

O padrão inicial de envolvimento das articulações pode ser classificado como,

- O padrão poliarticular é o mais frequente,

- Oligoarticular,

- Monoarticular,

As características clínicas associadas a esta perturbação são,

- Rigidez matinal caraterística das articulações que se prolonga por mais de 60 minutos,

- A rigidez atenua-se com o exercício,

- Envolvimento típico das pequenas articulações das mãos e dos pés,

- Dor agravada pelos movimentos,

- Inchaço das articulações,

- A coxear,

- Febre,

- Poliartrite,

- Amplitude de movimento limitada,

- Ternura das articulações,

- Articulações disfuncionais,

- Fadiga das articulações,

- Rigidez das articulações,

- Anemia,

- Articulações deformadas,

- Envolvimento bilateral,

- Períodos alternados de agravamento e remissão da doença,

- O envolvimento extra-articular pode ocorrer no sistema respiratório, CVS, SNC, anomalias hematológicas e olhos.

O exame radiográfico revela,

- Osteopenia peri-articular,

- Diminuição do espaço articular de forma simétrica,

- Erosões subcondrais nas margens,

- Subluxações e destruições articulares,

- A ecografia detecta alterações precoces dos tecidos moles,

- A sinovite e as alterações da medula óssea são detectadas por ressonância magnética.

O diagnóstico da AR depende da história completa dos sintomas e sinais, do exame clínico, do exame radiográfico e da RMN, para além dos seguintes exames especiais,

- CBC, TLC, DLC, níveis de Hb, ESR,

- Avaliação dos reagentes de fase aguda, como as proteínas C-reactivas,

- Estimativa do fator reumatoide,

- Anticorpos anti-CCP,

- Exame do líquido sinovial inflamatório,

- Anticorpos antinucleares,

A gestão da doença requer um tratamento agressivo precoce e individualizado para conseguir o alívio da dor, prevenir danos e instabilidade e educar o doente com a ajuda de determinadas modalidades de tratamento,

- Fisioterapia para aumentar a amplitude de movimentos,

- Terapia ocupacional para talas e dispositivos de adaptação,

- AINEs para o controlo da dor,

- Esteróides,

- DMARDs,

- Medicamentos imunossupressores,

- Terapias biológicas,

- Cirurgia.

VERSÃO CURTA

É uma doença inflamatória autoimune das articulações, de apresentação crónica, caracterizada por dores nas articulações, deformação e imobilidade. A incidência do envolvimento das articulações varia consoante a localização do desenvolvimento da doença. Afecta mais frequentemente as articulações das mãos e dos pés, seguidas dos joelhos, dos tornozelos e dos pulsos, seguidos dos ombros e dos cotovelos e, menos frequentemente, das articulações claviculares e das articulações do cotovelo.

Apresenta-se mais frequentemente em indivíduos entre os 30 e os 60 anos de idade, com maior propensão para o envolvimento do sexo feminino. Os vários padrões de envolvimento articular são poliarticular, monoarticular e oligiarticular.

As características clínicas são apresentadas de seguida,

• Rigidez matinal caraterística das articulações que se prolonga por mais de 60 minutos,

• Envolvimento das pequenas articulações das mãos e dos pés,

• Dor agravada pelos movimentos,

• Inchaço das articulações,

• Temperatura corporal elevada que provoca o aquecimento das articulações,

• Amplitude de movimento limitada,

• Sensibilidade das articulações,

• Articulações disfuncionais,

• Fadiga das articulações,

• Rigidez das articulações,

• Desenvolvimento de anemia,

• Deformações das articulações,

• Apresentação bilateral,

Períodos alternados de agravamento e remissão da doença.

http://www.slideshare.net/drankurvarshney/rheumatoid-arthritis-15639236

http://www.medicinenet.com/rheumaioid_arthritis/article.htm

http://www.webmd.com/rheumatoid-arthritis/

http://www.slideshare.net/drdsabat/rheumatoid-arthritis-for-undergraduates

Capítulo 55. Sarcoma

Os sarcomas podem ser descritos como tumores malignos que se manifestam como crescimentos carnudos dos tecidos conjuntivos esqueléticos e extra-esqueléticos, tais como os tecidos adiposos, a cartilagem óssea, os músculos lisos vasculares e os músculos esqueléticos. No corpo humano, ocorrem normalmente duas categorias principais de sarcomas, uma envolvendo os tecidos moles e a outra afectando os tecidos duros. Estes tecidos derivados do mesênquima são diversos do ponto de vista anatómico, histológico e do risco de metástases.

Os sarcomas podem afetar tanto crianças como adultos, com um início médio por volta dos 50-55 anos de vida. Ambos os sexos são propensos a desenvolver sarcomas, com uma ligeira predominância do sexo masculino, com uma proporção de homens para mulheres de 1,1:1,0. A incidência do sarcoma é extremamente rara e estima-se que seja de 1 a 2 pessoas em cada 100 000 indivíduos.

Os locais mais comuns de ocorrência são as extremidades e o tronco. Também afecta a cavidade abdominal, o retroperitoneu, a região torácica, a cabeça e o pescoço. Os factores predisponentes são,

- História familiar de sarcoma,

- Doenças ósseas, como a doença de Paget,

- Exposição à radiação,

- História de doenças genéticas.

Os factores etiológicos associados aos sarcomas são,

- Linfedema pós-cirúrgico, filarial ou associado a radiações,

- Exposição química a cloreto de vinilo, arsénio, torotraste,

- Síndromes genéticas,

- Exposição a herbicidas,

- Alterações hormonais,

- Trauma,

As características clínicas associadas aos sarcomas variam consoante o local de desenvolvimento. Estas são,

- Crescimento primário assintomático de problemas moles,

- Sem dor,

- Massa abdominal,

- Crescimento de grandes dimensões seguido da apresentação de sintomas,

- Anemia,

- Malena,

- Dor abdominal,

- Problemas mecânicos, como a compressão de estruturas vitais em alguns tipos,

- Apresentação rara de sintomas paraneoplásicos como a febre,

- Os pulmões são os locais mais comuns de metástases.

As lesões sintomáticas, de grandes dimensões, com mais de 5 cm e que persistam durante mais de 4 semanas devem ser biopsiadas. O diagnóstico destas lesões requer,

- Biópsias abertas ou de grande calibre,

- Biópsia por incisão,

- A PAAF tem um valor limitado no diagnóstico inicial, mas é útil no diagnóstico de recorrência,

- RESSONÂNCIA MAGNÉTICA,

- Tomografia computorizada.

O tratamento dos sarcomas envolve, em grande medida,

- Remoção cirúrgica completa da massa tumoral com margens negativas e máxima preservação funcional. As amputações dos membros são raramente indicadas. O envolvimento neurovascular ou ósseo pode exigir a amputação,

- Radioterapia adjuvante para melhorar a recorrência local e a

taxas de sobrevivência tumores de alto grau e lesões de grandes dimensões

- Quimioterapia neo-adjuvante.

VERSÃO CURTA

Estas lesões podem ser definidas como tumores malignos dos tecidos conjuntivos esqueléticos e extra-esqueléticos. Os tecidos adiposos, a cartilagem óssea, os músculos lisos vasculares e os músculos esqueléticos são os tecidos conjuntivos mais frequentemente afectados. A idade média de aparecimento dos sarcomas é de aproximadamente 50 a 55 anos. Os homens são ligeiramente mais propensos a desenvolver estas lesões do que as mulheres. Ocorre em 1-2 pessoas em cada 100.000, o que representa uma incidência rara. As extremidades e o tronco são os locais mais frequentemente afectados.

As características clínicas comuns podem ser resumidas como,

- As lesões primárias são indolores e assintomáticas por natureza,

- Massa abdominal,

- O crescimento em grande escala provoca o desenvolvimento de sintomas,

- Anemia,

- Malena,

- Dor abdominal,

- Nalguns tipos, ocorrem problemas mecânicos, como compressão e invasão de estruturas vitais,

- Apresentação rara de sintomas paraneoplásicos como a febre,

- Os pulmões são os locais mais comuns de metástases.

http: //www.slideshare.net/raj arun001 /soft-tissue-sarcoma-3 5594509

http: //www.webmd.com/cancer/sarcoma

http://sarcomaalliance.org/what-you-need-to-know/what-is-sarcoma/

http://www.slideshare.net/drnikseban/soft-tissue-sarcomas-33927914

http://www.slideshare.net/isabasuki/soft-tissue-sarcoma-27041568

Capítulo 56. Cicatriz

Uma cicatriz desenvolve-se normalmente como consequência de um traumatismo, lesão ou dano à superfície da pele durante o processo de cicatrização de feridas, uma vez que o corpo deposita fibras de colagénio. A formação de cicatrizes deve-se ao processo de reparação após danos nas camadas epitelial e dérmica dos tecidos da pele. A regeneração dos danos da camada epitelial por si só é possível, evitando a formação de cicatrizes nos tecidos da pele.

Os indivíduos jovens têm mecanismos de reparação mais fortes, propensos a cicatrizar excessivamente as feridas cutâneas, o que dá origem à formação de cicatrizes proeminentes, de grandes dimensões e mais espessas, em comparação com as mulheres. O pico da idade de aparecimento dos quelóides é por volta dos 30-50 anos, enquanto as cicatrizes hipertróficas afectam normalmente as crianças. A pele mais firme sobre os ossos do maxilar, em comparação com as bochechas, tem maiores probabilidades de resultar em marcas de cicatrizes proeminentes.

As feridas cutâneas que têm a propensão para sofrer uma cicatrização anormal e a formação de cicatrizes obviamente proeminentes resultam na formação de,

- Formação de quelóides,

- Cicatrizes hipertróficas.

A etiologia exacta do desenvolvimento destas cicatrizes não é conhecida. No entanto, reacções inflamatórias prolongadas que podem atrasar a resposta normal de cicatrização podem resultar na formação de quelóides e cicatrizes hipertróficas. Os quelóides são mais prevalentes nos negros e nos indivíduos de pele escura, enquanto as cicatrizes hipertróficas não têm predileção racial.

As características associadas às marcas de cicatrizes são,

- As cicatrizes hipertróficas desenvolvem-se pouco tempo depois de um dano ou ferimento na pele, enquanto os quelóides demoram meses a desenvolver-se,

• As cicatrizes hipertróficas normalmente melhoram ou desaparecem com o tempo, mas os quelóides persistem ou tornam-se mais proeminentes,

• As cicatrizes hipertróficas permanecem dentro dos limites da ferida original, mas os quelóides espalham-se para além dos limites da lesão inicial,

• A cicatriz hipertrófica tem origem nas articulações ou nas pregas cutâneas em ângulo reto,

• Os quelóides afectam mais frequentemente os lóbulos das orelhas, o entalhe esternal e os ombros, raramente se apresentando nas articulações,

• Bons resultados e melhoria após correção cirúrgica em cicatrizes hipertróficas,

• Agravamento frequente das cicatrizes quelóides após a cirurgia,

• As cicatrizes hipertróficas são mais frequentemente desenvolvidas em comparação com os quelóides,

• As elevadas taxas de recorrência são evidentes nos quelóides,

• Padrões de crescimento altamente variáveis e imprevisíveis nos quelóides,

• Foi observada uma preponderância genética nos quelóides,

• Os quelóides estão associados à ocorrência de cicatrizes múltiplas.

O diagnóstico baseia-se normalmente numa história completa, especialmente de incidentes traumáticos, e no exame clínico dos sintomas e sinais. O exame deve incluir o tamanho, a cor, a textura, a proximidade de estruturas normais, a presença de amarras e contracções e as alterações com o movimento.

A prevenção da formação de cicatrizes requer,

• Evitar ferimentos, danos ou incisões em pessoas com tendência para a formação de quelóides,

• Evitar a incisão em zonas da pele com maiores probabilidades de formação de cicatrizes, especialmente quelóides,

• Colocar a incisão ao longo das linhas de tensão da pele para relaxar,

• Seguir técnicas cirúrgicas meticulosas durante os procedimentos de tratamento,

• Um melhor grau de tratamento das feridas que conduza a uma rápida cicatrização é útil.

O tratamento das cicatrizes inclui,

• Cirurgia plástica,

• Excisão seguida de radioterapia,

• Métodos de redução da tensão ou de proteção, como a z-plastia ou a w-plastia,

• Retalhos locais para cobrir as feridas,

• Excisão em série,

• Expansão dos tecidos.

VERSÃO CURTA

Este distúrbio dos tecidos cutâneos que se segue à cicatrização anormal de feridas é caracterizado pela formação de superfícies cutâneas proeminentes com um aspeto feio devido à deposição de fibras de colagénio em excesso. A etiologia exacta da doença é desconhecida, mas a tensão da ferida, a lesão, o traumatismo e a transmissão genética têm sido utilizados para diferentes tipos de cicatrizes.

Afecta normalmente crianças e jovens com idades compreendidas entre os 30 e os 50 anos. Os dois tipos mais importantes de cicatrizes são as cicatrizes hipertróficas e os quelóides. As pessoas de raça negra têm mais probabilidades de sofrer de quelóides.

As características associadas a estas cicatrizes resumem-se a,

- As cicatrizes hipertróficas desenvolvem-se logo após a lesão da pele, enquanto os quelóides demoram meses a desenvolver-se,

- As cicatrizes hipertróficas melhoram normalmente com o tempo, mas os quelóides persistem com o tempo ou tornam-se mesmo mais proeminentes,

- As cicatrizes hipertróficas permanecem dentro dos limites da ferida original, mas os quelóides espalham-se para além dos limites da lesão inicial,

- A cicatriz hipertrófica tem origem nas articulações ou nas pregas cutâneas em ângulo reto,

- Os quelóides afectam mais frequentemente os lóbulos das orelhas, o entalhe esternal e os ombros, raramente se apresentando nas articulações,

- Bons resultados e melhoria após correção cirúrgica em cicatrizes hipertróficas,

- Agravamento frequente das cicatrizes quelóides após cirurgia correctiva,

- As cicatrizes hipertróficas são mais frequentemente desenvolvidas em comparação com os quelóides,

- As elevadas taxas de recorrência são evidentes nos quelóides,

- Padrões de crescimento altamente variáveis e imprevisíveis nos quelóides,

- Os quelóides estão associados à ocorrência de cicatrizes múltiplas.

http: //www.slideshare.net/IRuWu/keloid- cicatrizes

http://www.slideshare.net/reconstructive967/presentation-scars

http://www.slideshare.net/daulatramdhaked/ppt-scar

http://www.slideshare.net/astonemd/scars-keloids-and-hypertrophicscars

http://www.webmd.com/beauty/skin/cosmetic-procedures-scars

Capítulo 57. Schwannoma

O Schwannoma é definido como uma neoplasia não maligna dos nervos no corpo humano. Trata-se basicamente de um tumor da bainha nervosa, ou seja, do tecido que cobre os nervos e que se desenvolve a partir das células de Schwann, o que lhe confere o seu nome caraterístico. Os defeitos genéticos também foram documentados como sendo a possível causa do seu desenvolvimento.

Os schwannomas podem afetar os nervos de qualquer parte do corpo humano, sendo os mais frequentes os nervos da região da cabeça e do pescoço, para além dos nervos associados aos movimentos das mãos e dos pés. Os schwannomas constituem, normalmente, cerca de 8% de todos os tumores cerebrais primários. Afectam geralmente indivíduos de meia-idade ou indivíduos na década de 5 -6^{thth} com maior predileção pela ocorrência no sexo feminino.

As localizações mais comuns dos schwannomas situam-se no ângulo entre o cerebelo e a ponte e na fossa posterior do crânio. O oitavo nervo craniano ou o nervo acústico ou vestibular, conhecido como nervo da audição, sofre frequentemente alterações neoplásicas que resultam no desenvolvimento do tipo mais comum de schwannoma, conhecido como neuroma acústico. Este está frequentemente associado à surdez.

As características clínicas associadas aos schwannomas dependem do tipo de nervo afetado. Estas podem ser descritas como,

- Massa tecidular de crescimento lento,

- O choque elétrico é sentido quando se toca na área afetada, conhecido como choque de Tinel,

- Dormência da zona,

- Perturbações neurológicas,

- Sintomas relacionados com os ouvidos,

- Perda de audição ou surdez,

- Tonturas ou vertigens,

- Dor de cabeça,

- Zumbido associado a um zumbido no ouvido,

- Paralisia,

- Fraqueza facial ou muscular,

- Perturbações do equilíbrio durante a marcha,

- Problemas de fala,

- Confusão,

- Perda de consciência,

O diagnóstico das lesões requer uma história completa e o exame de sinais específicos associados a defeitos nervosos, juntamente com meios radiográficos como a ressonância magnética, a tomografia computorizada e a biopsia da lesão para confirmação definitiva.

A gestão destas massas tumorais de crescimento lento deve ser tratada precocemente.

- A cirurgia utilizando técnicas microcirúrgicas ou procedimentos cirúrgicos estereotáxicos continua a ser a modalidade de tratamento de eleição,

- Radioterapia ou quimioterapia se as metástases forem evidentes.

VERSÃO CURTA

É basicamente uma neoplasia benigna dos tecidos que cobrem os nervos ou a bainha dos nervos. Surge normalmente da multiplicação das células de Schwann da bainha nervosa. Pode afetar todos os nervos do corpo humano, mas apresenta uma afinidade especial com os nervos da cabeça e do pescoço, nomeadamente o nervo vestibulococlear ou o nervo da audição.

O neuroma do acústico é o schwannoma mais frequente, resultante de um tumor do oitavo nervo craniano que provoca surdez. As mulheres de meia-idade são especialmente propensas a sofrer destas lesões. Está documentado como sendo 8% de todos os tumores cerebrais primários.

As características clínicas do schwannoma podem ser resumidas como,

• Padrão de crescimento lento,

• A dor aguda é sentida ao tocar na região afetada, conhecida como choque de Tinel,

• Dormência,

• Anomalias neurológicas,

• Perturbações do ouvido,

• Perda de audição que resulta em surdez,

• Tonturas,

• Vertigem,

• Dores de cabeça graves,

• Zumbido,

• Paralisia,

• Fraqueza facial ou muscular,

• Perturbações do equilíbrio e do balanço,

• Dificuldade em andar,

• Problemas de fala,

• Confusão,

• Perda de consciência.

http://www.abta.org/brain-tumor-information/types-of-tumors/schwannoma.html?referrer=https://www.google.com.pk/

https://rarediseases.info.nih.gov/diseases/4767/benign-schwannoma

http://www.slideshare.net/mustafaalheyaly/schwannoma-47841166

http://www.slideshare.net/EzequielLaplaceNoMa/schwannoma-33163250

Capítulo 58. Esclerodermia

A esclerodermia foi descrita como um grupo de anomalias auto-imunes, heterogéneas e multissistémicas, de apresentação pouco frequente, que se caracterizam pelo endurecimento e endurecimento das superfícies cutâneas e dos tecidos conjuntivos afectados. Envolve fibrose cutânea progressiva, envolvimento de órgãos internos e endurecimento. Pode ser de natureza localizada ou sistémica.

A deposição anormal de tecidos fibrosos no interior da pele na esclerodermia resulta normalmente num aperto tão grave da pele que os dedos se enrolam e perdem a flexibilidade necessária para um movimento controlado. Pode ocorrer em associação com a síndrome CREST.

Normalmente, afecta indivíduos na meia-idade, entre os 30 e os 50 anos de idade. As mulheres são mais frequentemente afectadas no auge das suas vidas do que os homens, sendo o rácio de mulheres para homens de 3:1. A incidência da esclerodermia varia entre 4-12 casos por milhão por ano.

A esclerodermia localizada inclui,

- Morfeia,

- Morfeia generalizada ou pansclerótica,

- Atrofia hemifacial de carácter progressivo,

- Esclerodermia linear.

A esclerodermia sistémica envolve múltiplos sistemas e é caracterizada pelas seguintes manifestações,

- Anomalias da estrutura e da função dos vasos sanguíneos,

- Fibrose cutânea,

- Fibrose dos órgãos internos,

- Ativação do sistema imunitário.

- Autoimunidade que leva à produção de anticorpos contra si próprio,

- A apresentação pode ser limitada ou difusa.

Os factores etiológicos para o desenvolvimento da esclerodermia podem incluir,

- Predisposição genética,

- Factores ambientais, tais como poeiras de sílica, solventes orgânicos, cloreto de polivinilo, óleo de colza, bleomicina, aminas biogénicas, ureia-formaldeído,

- Defeitos na regulação imunitária, como na imunidade mediada por células e na imunidade humoral, associados à produção de auto-anticorpos.

As características clínicas das lesões de esclerodermia podem ser resumidas como,

- Anomalias vasculares caracterizadas pelo desenvolvimento do fenómeno de Raynaud, lesões isquémicas digitais, perturbação local da angiogénese,

- Os defeitos da superfície da pele são firmes e firmemente ligados aos tecidos moles subjacentes,

- Perda de impressões da pele do rosto,

- Amplitude de movimento limitada e incapacidade de abrir a boca normalmente,

- Contratura da pele,

- Pigmentação da pele, ulceração e perda dos tecidos moles da ponta dos dedos,

- Alterações calcificadas e alterações capilares,

- As perturbações do sistema músculo-esquelético incluem poliartrite, fraqueza muscular, atrofia e contracturas de flexão,

- Esclerodactilia,

- Reabsorção do dígito terminal,

- Cicatrizes de picadas nos dedos,

- As características intestinais incluem hipomobilidade, dor retroesternal, esofagite de refluxo, estenose, atraso no esvaziamento do estômago, má absorção e obstipação crónica,

- Fibrose intersticial e espessamento das arteríolas pulmonares nos pulmões,

- Podem ocorrer fibrose pericárdica, arritmia e insuficiência cardíaca,

- Problemas renais,

- Xerostomia e xeroftalmia,

O diagnóstico depende da avaliação dos sintomas e sinais dos vários sistemas de órgãos afectados e da investigação específica de acordo com o seu envolvimento. Os critérios principais envolvem a presença de esclerodermia proximal, enquanto os critérios secundários incluem

- Esclerodactilia,

- Cicatrizes de picadas nos dedos,

- Fibrose pulmonar.

O tratamento da esclerodermia envolve uma abordagem multidisciplinar com a ajuda de uma equipa médica de especialistas. A melhoria espontânea ocorre num curto espaço de tempo.

- As intervenções de modificação da doença incluem penicilamina, metotrexato, ciclosporina, interferão-gama,

- Tratamento sintomático específico do órgão,

- Tratamento do fenómeno de Raynaud e da isquemia.

VERSÃO CURTA

Um grupo de doenças heterogéneas, auto-imunes, de ocorrência rara, que afectam múltiplos sistemas de órgãos e que se caracterizam por fibrose e espessamento da pele e dos tecidos conjuntivos, pertence à categoria da esclerodermia. Esta doença pode ser de natureza localizada ou sistémica. As anomalias genéticas, as influências ambientais e os defeitos da regulação imunitária estão entre os factores etiológicos mais prevalentes. A incidência da esclerodermia varia entre 4-12 casos por milhão por ano, afectando predominantemente o sexo feminino. As pessoas de meia-idade, entre os 30 e os 50 anos, são propensas a desenvolver esta doença.

Os sinais e sintomas clínicos que envolvem vários sistemas do corpo humano são,

• Anomalias vasculares caracterizadas pelo desenvolvimento do fenómeno de Raynaud, lesões isquémicas digitais, perturbação local da angiogénese,

• Os defeitos da superfície da pele são firmes e firmemente ligados aos tecidos moles subjacentes,

• Perda de impressões da pele do rosto,

• Amplitude de movimento limitada e incapacidade de abrir a boca normalmente,

• Contratura da pele,

• Pigmentação da pele e perda dos tecidos moles das pontas dos dedos,

• Alterações calcificadas e alterações capilares,

• As perturbações do sistema músculo-esquelético incluem poliartrite, fraqueza muscular, atrofia e contracturas de flexão,

• Esclerodactilia,

• Reabsorção do dígito terminal,

• Cicatrizes de picadas nos dedos,

• As características intestinais incluem hipomobilidade, dor retroesternal, esofagite de refluxo, estenose, atraso no esvaziamento do estômago, má absorção e obstipação crónica,

- Fibrose intersticial pulmonar,

- Pode ocorrer fibrose pericárdica, arritmia e insuficiência cardíaca,

- Problemas renais,

- Xerostomia,

- Xeroftalmia.

http://www.slideshare.net/drangelosmith/scleroderma-36382184

http://www.mayoclinic.org/diseases-conditions/scleroderma/symptoms-causes/dxc-20206020

http: //emedicine.medscape.com/article/331864-overview

http://www.medicinenet.com/scleroderma/article.htm

http://www.slideshare.net/hytham nafady/scleroderma-23176485

http://www.slideshare.net/eimad0307/scleroderma-42658707

Capítulo 59. Síndrome de Sjogren

A síndrome de Sjogren pode ser descrita como uma doença autoimune crónica com um envolvimento sistémico de início tardio, caracterizada pela infiltração de linfócitos, para além da destruição das glândulas salivares e lacrimais, que se manifesta por boca seca, conhecida como xerostomia, secura e atrofia da conjuntiva e da córnea, designada como ceratoconjuntivite seca.

Ocorre uma alteração inflamatória imunomediada nas glândulas salivares, lacrimais e sudoríparas. A síndrome de Sjogren pode ser classificada em,

- Síndrome de Sjogren primária,

- Síndrome de Sjogren secundário em associação com

doenças do tecido conjuntivo, como a artrite reumatoide, o LES e a esclerodermia,

- Síndroma SICCA com xerostomia, xeroftalmia, problemas ósseos e

envolvimento de órgãos internos,

Envolve normalmente indivíduos na sua 4 -6[thth] década de vida. As mulheres têm maiores probabilidades de desenvolver esta síndrome, com um rácio de mulheres para homens que varia até 9:1.

A patogénese da síndrome de Sjogren é multifatorial. São desenvolvidos auto-anticorpos contra HLA-B8/DR3. Tem também componentes hereditários, ambientais, como o EBV e o HCV, e hormonais, como os esterogénios.

As características clínicas associadas a esta síndrome são,

- Boca seca ou xerostomia,

- Aumento da incidência de cáries dentárias,

- Perda precoce de dentes,

- Candidíase oral crónica,

- Glândulas parótidas aumentadas,

- Secura dos olhos,

- Sensação de ardor e comichão nos olhos,

- Xerodermia, prurido e descamação da pele,

- Eritema popular,

- Síndrome de Raynaud,

- Vitiligo,

- Alopécia,

- Artralgia e artrite,

- Sinusite,

- Perda de audição,

- Fibrose pulmonar e hipertensão arterial,

- Enxaqueca,

- Neuropatias,

- Vasculite cerebral.

O diagnóstico da síndrome de Sjogren requer a avaliação dos sintomas e sinais clínicos, exames e investigações que incluem,

- Caudal salivar total,

- Cultura para contagem de cândida,

- Fluxo parotídeo estimulado,

- Hemograma completo, ESR, níveis de imunoglobulina,

- Pesquisa de autoanticorpos para ssA e ssB,

- Níveis de glucose na urina,

- Sialograma, cintigrafia pertecnetrica,

- RESSONÂNCIA MAGNÉTICA,

- Biópsia de glândula salivar menor,

- Biópsia da glândula parótida,

- Exame oftalmológico, como o teste de Schirmer, a divisão conjuntival e a coloração de Rosa Bengala.

A gestão da síndrome de Sjogren centra-se no tratamento das complicações e no acompanhamento contínuo.

- Tratamento da candidose e acompanhamento da recorrência,

- Preservação da produção de saliva,

- Prescrição de substitutos de saliva,

- Prevenção e tratamento da cárie dentária,

- Tratamento ocular,

- Prevenção e tratamento do desenvolvimento de sialadenite.

VERSÃO CURTA

Uma doença autoimune crónica de início tardio, de apresentação sistémica, com infiltração linfocítica juntamente com destruição das glândulas salivares e lacrimais, descreve o quadro caraterístico da síndrome de Sjogren. A xerstomia, a atrofia conjuntival e a ceratoconjuntivite seca são as características desta patologia. Esta doença tem uma base etiológica multifatorial que envolve a produção de auto-anticorpos, a genética, factores ambientais e alterações hormonais como causas dominantes. Os indivíduos com idades compreendidas entre os 40 e os 60 anos são os mais frequentemente afectados. As mulheres são mais propensas a desenvolver esta síndrome.

O resumo das características proeminentes pode ser resumido da seguinte forma,

- Boca seca ou xerostomia,

- Aumento da incidência de cáries dentárias,

- Perda precoce de dentes,

- Candidíase oral crónica,

- Glândulas parótidas aumentadas,

- Secura dos olhos,

- Sensação de ardor e comichão nos olhos,

- Xerodermia, prurido e descamação da pele,

- Eritema popular,

- Síndrome de Raynaud,

- Vitiligo,

- Alopécia,

- Artralgia e artrite,

- Sinusite,

- Perda de audição,

- Fibrose pulmonar e hipertensão arterial,

- Enxaqueca,

- Neuropatias,

- Vasculite cerebral.

http : //www.slideshare.net/talkoncorners2/sj o gren- syndrome-by-aseem

http : //www.slideshare.net/laythhelwa/sj o grens-syndrome

http://www.slideshare.net/Drchitra/sjogrens-syndrome-36428926

http : //www.slideshare.net/aakankshasingh355744/sjo grens-syndrome-40103336

Capítulo 60. Defeito de Stafne (Defeito da Glândula Salivar Lingual)

O defeito ósseo de Stafne ou quisto ósseo estático manifestado como depressão lingual da glândula mandibular é uma concavidade de desenvolvimento que afecta o córtex lingual da mandíbula predominantemente na área do terceiro molar, bem como entre o ângulo mandibular e a área do primeiro molar. Desenvolve-se normalmente em torno de um lóbulo lateral acessório da glândula submandibular. É também designado por defeito de inclusão da glândula salivar lingual.

Afecta geralmente indivíduos de meia-idade. Os homens são mais susceptíveis de sofrer desta anomalia de desenvolvimento do que as mulheres. A taxa de incidência está estimada em 0,1%-0,48%.

A etio-patogénese das lesões, apoiada por achados anatómicos e demográficos, inclui

• Aprisionamento dos tecidos das glândulas salivares durante o desenvolvimento mandibular,

• Erosão dos córtices linguais devido à presença de hiperplasia

tecidos das glândulas salivares.

As características clínicas destas lesões envolvem,

• Defeitos anteriores relacionados com as glândulas salivares sublinguais,

• Defeitos posteriores em associação com as glândulas salivares submandibulares,

• Interrupção da continuidade do bordo inferior da mandíbula,

• O aumento de tamanho ao longo do tempo é raro.

O aspeto radiográfico da lesão revela uma lesão quística bem circunscrita, mono-locular e arredondada no interior do osso, localizada abaixo do canal alveolar inferior. A tomografia computorizada mostra um defeito pouco profundo no córtex medial da mandíbula com rebordo corticado e sem defeitos associados nos tecidos moles, exceto algum portão das glândulas submandibulares. O exame de RMN é benéfico.

A histopatologia revela uma ausência de revestimento da massa quística e tecidos normais da glândula submandibular

É normalmente descoberta e diagnosticada como um achado casual durante um exame radiográfico de rotina. A terapia de gestão conservadora é normalmente utilizada para o controlo periodontal.

VERSÃO CURTA

Esta concavidade ou depressão do desenvolvimento afecta normalmente o córtex lingual do maxilar inferior, envolvendo predominantemente a região do terceiro molar, bem como a área entre o ângulo da mandíbula e o primeiro dente molar. Mais frequentemente, está envolvido um lobo lateral acessório da mandíbula. Os homens de meia-idade são os mais frequentemente associados ao desenvolvimento do defeito ósseo de Stafne ou quisto ósseo estático. A incidência estimada varia de 0,1% a 0,48%. A hipótese do mecanismo etiológico é o aprisionamento dos tecidos hiperplásicos das glândulas salivares, causando erosão das corticais linguais com o movimento da mandíbula inferior durante o desenvolvimento.

As características clínicas podem ser descritas como,

- Defeitos anteriores relacionados com as glândulas salivares sublinguais,

- Defeitos posteriores envolvendo as glândulas salivares submandibulares,

- descontinuidade do bordo inferior da mandíbula,

- O aumento de tamanho com o passar do tempo é raro.

http://www.hindawi.eom/j ournals/crid/2012/654839/

http: //www.slideshare.net/UDDent/pseudo-cyst

http://radiopaedia.org/articles/stafne-cyst

Capítulo 61. A sífilis

A sífilis é uma doença sexualmente transmissível, de natureza contagiosa, causada pela espiroqueta Treponema pallidum, que invade o corpo através da pele ou das mucosas. Podem estar envolvidos a glande do pénis nos homens, a vulva ou o colo do útero nas mulheres, o ânus, os dedos, a orofaringe, a língua, os mamilos e outros locais extragenitais.

A incidência da sífilis foi documentada como sendo de 2,6 por 100.000 casos nos Estados Unidos. Ocorre tanto em homens como em mulheres com idades compreendidas entre os 20 e os 40 anos, afectando predominantemente homens homossexuais e consumidores de cocaína crack. Verifica-se um risco acrescido de transmissão do VIH em indivíduos sifilíticos. O teste do VIH deve ser efectuado em todos estes doentes.

Os factores de risco incluem,

- Sexo sem proteção,

- Vários parceiros de cama,

- Sexo de homem para homem,

- Indivíduos afectados pelo VIH,

- Utilizadores de cocaína.

Os modos de transmissão incluem,

- Relações sexuais,

- Transfusões de sangue,

- Agulhas contaminadas,

- Transmissão vertical,

- Exposição acidental do pessoal hospitalar.

A sífilis pode ser dividida em diferentes tipos com base nas características clínicas.

- Sífilis primária,

- Sífilis secundária,

- Sífilis latente,

- Sífilis terciária,

- Sífilis congénita.

As características clínicas associadas às várias apresentações da sífilis podem ser resumidas da seguinte forma

- Sífilis primária Desenvolvimento de lesões no prazo de 10 a 90 dias após a transmissão por contacto,

- Localizado na glande do pénis nos homens e na vulva ou no colo do útero nas mulheres,

- Os cancros iniciam-se normalmente como pápulas sésseis ou múltiplas, elevadas e firmes, de cor avermelhada, com grandes dimensões que podem atingir vários centímetros,

- Desenvolve-se uma linfadenopatia regional não sensível,

- A erosão dos cancros leva à formação de crateras ulcerativas no interior das lesões populares,

- Úlcera central com bordos ligeiramente elevados,

- As lesões primárias cicatrizam normalmente em 4-8 semanas com ou sem tratamento,

- A sífilis secundária segue-se normalmente com erupções cutâneas 2-10 semanas após a infeção primária,

- Manchas mucosas na superfície da língua,

- Aspeto carcomido do couro cabeludo,

- Torna-se florido em 3-4 meses,

- Desenvolvimento de erupções cutâneas,

• Ocorre uma queda de cabelo irregular e condilomas,

• Surgem mal-estar, dores de cabeça, anorexia, náuseas, dores ósseas, meningite sifílica, rigidez do pescoço e fraqueza facial,

• As lesões assintomáticas persistem durante alguns anos a 25 anos na forma de doença latente,

• As lesões terciárias são lentamente progressivas, caracterizadas por goma, ocorrem após 10 anos e podem envolver qualquer órgão do corpo,

• A sífilis congénita afecta a criança nos primeiros dois anos de vida e está associada a anomalias faciais e dentárias, tais como molares em amora e incisivos de Hutchinson,

• A rinite seguida de lesões cutâneas ocorre inicialmente na sífilis congénita.

O diagnóstico da sífilis pode ser estabelecido com base na história completa do doente, no contacto sexual oro-genital, num período de incubação razoável do microrganismo, no desenvolvimento de características clínicas e nos resultados dos testes serológicos para a sífilis. O diagnóstico laboratorial da sífilis envolve,

• Microscopia direta na presença de lesões,

• Testes não treponémicos para despistagem,

• Testes treponémicos para confirmação do diagnóstico,

• Testes directos de deteção de antigénios,

• Microscopia de campo escuro e,

• Técnicas de anticorpos fluorescentes,

• Técnicas baseadas na biologia molecular, tais como sondas de ADN, PCR, ELISA.

O tratamento das lesões da sífilis requer a administração de antibióticos específicos para o microrganismo.

VERSÃO CURTA

Esta doença contagiosa apresenta normalmente um modo de transmissão sexual através do sexo orogenital e resulta na invasão da pele e da mucosa pelo espiroqueta treponema pallidum. Sexo desprotegido, múltiplos parceiros sexuais, transfusão de sangue com agulhas contaminadas e história de consumo de crack estão entre os principais factores de risco para a sua ocorrência.

Esta infeção ocorre frequentemente em associação com doentes com SIDA. Está documentado que a incidência é de 2,6 pessoas em 100 000 casos. Ambos os sexos têm as mesmas probabilidades de desenvolver a doença, com uma faixa etária de 20-40 anos e uma ligeira predominância de homens homossexuais.

As características clínicas podem ser resumidas como,

- Sífilis primária Desenvolvimento de lesões no prazo de 10 a 90 dias após o contacto com a pessoa infetada,

- Localizado na glande do pénis nos homens e na vulva ou no colo do útero nas mulheres,

- Os cancros iniciam-se normalmente como pápulas vermelhas solitárias, elevadas e firmes,

- Lesões de grandes dimensões com vários centímetros de diâmetro,

- Gânglios linfáticos regionais aumentados e não sensíveis,

- Erosão dos cancros e formação de crateras ulcerativas nas lesões populares,

- Úlcera central com bordos ligeiramente elevados,

- As lesões primárias cicatrizam normalmente em 4-8 semanas com ou sem tratamento,

- A sífilis secundária segue-se normalmente com erupções cutâneas 2-10 semanas após a infeção primária,

• Manchas mucosas na superfície da língua,

• Couro cabeludo comido pelas traças,

• Desenvolvimento de erupções cutâneas,

• Queda de cabelo irregular,

• Condiloma lata,

• Surgem mal-estar, dores de cabeça, anorexia, náuseas, dores ósseas, meningite sifílica, rigidez do pescoço e fraqueza facial,

• Na sífilis latente, as lesões assintomáticas persistem durante alguns anos a 25 anos,

• As lesões terciárias são lentamente progressivas, caracterizadas por goma, ocorrem após 10 anos e podem envolver qualquer órgão do corpo,

• A sífilis congénita afecta a criança nos primeiros dois anos de vida e está associada a anomalias faciais e dentárias, tais como molares em amora e incisivos de Hutchinson,

• A rinite seguida de lesões cutâneas ocorre inicialmente na sífilis congénita.

http://www.slideshare.net/munivenkatesh420/syphilis-43851808

https://login.medscape.com/login/sso/getlogin?urlCache=aHR0cDovL2VtZWRpY2luZS5tZWRzY2FwZS5jb20vcmVmmYXJ0aWNsZS8yMjk0NjEtZG
lmZmVyZW50aWFsP3NyYz1yZWZnYXRlc3JjMQ==&ac=401
http://www.mayoclinic.org/diseases-conditions/syphilis/symptoms-causes/dxc-20234443

http://www.slideshare.net/daulatramdhaked/syphillis-30451795

http://www.slideshare.net/doctorrao/syphilis-basics

http://www.slideshare.net/ali7070/syphilis-ppt

Capítulo 62. Cancro sifilítico

As lesões da sífilis são habitualmente designadas por cancros que afectam mais frequentemente a glande do pénis nos homens e o colo do útero nas mulheres na forma primária da doença. Estas lesões ocorrem na sequência da infeção pelo espiroqueta treponema pallidum.

O cancro sifilítico desenvolve-se 3 a 90 dias após a exposição, com um período médio de 3 semanas. Os órgãos genitais são os locais de inoculação mais comuns. Ocorre com maior frequência em homens com gaveta.

Os cancros extra-genitais ocorrem em 12%-14% dos doentes com sífilis sv primária, sendo a mucosa oral a localização mais frequente como consequência do contacto orogenital.

As características clínicas dos cancros svphilitic podem ser descritas como,

• os cancros desenvolvem-se entre 10 e 90 dias após o contacto com indivíduos infectados,

• A glande do pénis nos homens e a vulva ou o colo do útero nas mulheres são frequentemente afectados,

• Os cancros iniciam-se habitualmente como pápulas avermelhadas solitárias, elevadas e firmes,

• De grandes dimensões, podendo atingir vários centímetros,

• São evidentes os gânglios linfáticos regionais aumentados e não sensíveis,

• Erosões de cancros que resultam em crateras ulcerativas no interior de lesões populares,

• Úlcera central com margens ligeiramente elevadas,

• As cancros cicatrizam normalmente em 4-8 semanas, com ou sem tratamento.

O diagnóstico do cancro sifilítico baseia-se na história de contacto sexual orogenital do doente, num período de incubação razoável, nas características clínicas e nos resultados dos testes serológicos para a sífilis. Os testes especiais para a deteção de espiroquetas incluem microscopia de campo escuro e técnicas de anticorpos fluorescentes.

O diagnóstico diferencial inclui

* cancroide, herpes simplex,

* Cancro tuberculoso,

* Micoses profundas,

* Carcinoma de células escamosas,

* Úlcera traumática,

* Estomatite aftosa e,

* Síndrome de Behçet.

Sem tratamento, o cancro sifilítico resolve-se espontaneamente em duas a oito semanas. A fase secundária desenvolve-se entre 2 a 12 semanas, com uma duração média de 8 semanas após a inoculação. A fase secundária pode sobrepor-se à fase primária.

VERSÃO CURTA

Os cancros sifilíticos desenvolvem-se após a inoculação do micro-organismo espiroqueta treponema pallidum. Afecta mais frequentemente a mucosa oral e os órgãos genitais, tanto em homens como em mulheres, por volta dos 20-40 anos de idade.

O contacto sexual é o principal fator de risco para a formação de cancros. Estas lesões desenvolvem-se no prazo de 3 meses após a transmissão por contacto. Os cancros curam-se normalmente em 4-8 semanas com ou sem tratamento.

As características clínicas dos cancros na sífilis são,

* Os cancros desenvolvem-se entre 10 a 90 dias após o contacto com

indivíduos infectados,

• A mucosa oral, a glande do pénis nos homens e a vulva ou o colo do útero nas mulheres são normalmente afectados,

• Os cancros iniciam-se normalmente como lesões solitárias,

• Pápulas avermelhadas, elevadas e firmes,

• De grandes dimensões, podendo atingir vários centímetros,

• Podem desenvolver-se lesões múltiplas,

• São evidentes os gânglios linfáticos regionais aumentados e não sensíveis,

• Erosões de cancros que resultam em crateras ulcerativas no interior de lesões populares,

• Úlcera central com margens ou bordos ligeiramente elevados.

http://www.slideshare.net/munivenkatesh420/syphilis-43851808

https://login.medscape.com/login/sso/getlogin?urlCache=aHR0cDovL2VtZWRpY2luZS5tZWRzY2FwZS5jb20vcmVmYXJ0aWNsZS8yMjk0NjEtZGlmZmVyZW50aWFsP3NyYzlyZWZnYXRlc3JjMQ==&ac=401
http://www.mayoclinic.org/diseases-conditions/syphilis/symptoms-causes/dxc-20234443

http://www.slideshare.net/daulatramdhaked/syphillis-30451795

http://www.slideshare.net/doctorrao/syphilis-basics

http://www.slideshare.net/ali7070/syphilis-ppt

Capítulo 63. Granuloma traumático

O granuloma ou úlcera traumática oral ou erosão é basicamente uma condição rara, uma lesão autolimitada, de natureza benigna, caracterizada pela formação de lesões reactivas na cavidade oral, envolvendo especialmente os tecidos da língua. As lesões da mucosa oral produzem um defeito localizado da superfície com destruição do epitélio de revestimento, expondo os tecidos conjuntivos inflamados.

A patogénese exacta destas lesões não é conhecida. O traumatismo e as lesões musculares têm sido apontados como o principal mecanismo etiológico de desenvolvimento. Afecta predominantemente os homens em comparação com as mulheres. Ocorre morte molecular ou remoção traumática do epitélio.

Seguem-se as várias causas do desenvolvimento do granuloma traumático,

• Úlcera eosinofílica ou granuloma traumático devido a lesões musculares,

• Mecânica devido à mordedura, cúspides dentárias afiadas, próteses mal ajustadas,

• Químico devido a colutórios anti-sépticos e comprimidos de Aspirina,

• Térmica devido a bebidas e alimentos quentes,

• Facciosa devido ao stress, ansiedade e perturbações emocionais, ou seja, roer as unhas, mastigar e morder os lábios,

• Radiação.

As características clínicas das lesões são,

• Úlcera crónica e bem demarcada,

• Dor e desconforto,

• Sensação de queimadura,

• Uma massa de tecido endurecido,

- Formação de sarna,

- Crostas na superfície da pele,

- Mimetiza o carcinoma de células escamosas.

Microscopicamente e histologicamente revela,

- Exsudados fibrosos em camadas espessas,

- Infiltração celular polimórfica difusa predominantemente por eosinófilos e histiócitos nas camadas profundas,

- Extensão profunda para a submucosa,

- Degeneração dos tecidos musculares subjacentes,

- Massa de fibrina com células mortas e moribundas,

- As células secas formam uma crosta na superfície,

- Vasos sanguíneos dilatados que formam tecido de granulação,

- Infiltrado pesado de células plasmáticas.

O diagnóstico é confirmado com base na etiologia, exame clínico, exame microscópico e histológico. O granuloma é geralmente auto-limitado e está associado a uma resolução espontânea.

VERSÃO CURTA

Trata-se de uma lesão incomum, benigna, autolimitada e reactiva na cavidade oral, que envolve predominantemente os músculos da língua. É designado por granuloma traumático, úlcera eosinofílica ou granuloma eosinofílico dos tecidos moles. A patogénese não é clara, mas foi observada uma forte associação com lesões musculares. Os homens são mais frequentemente afectados por esta lesão.

As características clínicas associadas ao granuloma traumático são,

- Ulceração crónica e bem demarcada,

- Dor e desconforto associados,

- Sensação de queimadura,

- Endurecimento da massa tecidular,

- Formação de sarna,

- Corte de pele,

- Mimetiza o carcinoma de células escamosas.

http: //www.ncbi .nlm.nih.gov/pubmed/20089067

http://www.slideshare.net/yasminmoidin/single-ulcers

http://www.slideshare.net/sai2207/oral-ulcers

http: //www.slideshare.net/drro shnimaurya/ulcers-52979396

Capítulo 64. Melanose dos fumadores

A melanose do fumador pode ser descrita como uma produção excessiva de pigmentação de melanina ou melanogénese como um mecanismo de defesa em resposta aos produtos nocivos do fumo do tabaco libertados devido ao consumo de cigarros.

Isto ocorre em aproximadamente 21,5% dos fumadores. A duração e a quantidade de cigarros fumados e a utilização de produtos de fumo de cigarro determinam a intensidade da melanose do fumador. As mulheres pertencentes à raça branca são as mais frequentemente afectadas por esta anomalia.

Os locais mais comuns para o desenvolvimento da melanose do fumador incluem a gengiva labial anterior, a mucosa bucal, o palato e o bordo lateral da língua, as bochechas, a laringe e o pavimento da boca. A incidência da melanose do fumador aumenta com o aumento da idade.

As características clínicas destas lesões podem ser resumidas,

- Lesões assintomáticas,

- Cor preta acastanhada,

- Lesões maculares discretas ou coalescentes de cor castanha,

- Desenvolve-se na gengiva anexa,

- Pode ocorrer pigmentação branca acinzentada difusa no palato, com áreas vermelhas pontiagudas,

- Forma plana ou irregular,

- Geográfico ou cartográfico,

- Melanose basilar com incontinência de melanina,

- Não é evidente qualquer potencial pré-maligno,

- Problemas cosméticos.

O exame microscópico envolve,

- Hiperpigmentação melânica da parte inferior do epitélio oral,

- Grânulos de melanina em forma de grãos de café,

- Melanócitos dendríticos semelhantes a polvos no interior das células epiteliais.

O diagnóstico é estabelecido em função das características clínicas, do exame e das alterações histológicas do epitélio. O tratamento desta doença implica a interrupção dos hábitos tabágicos. O desaparecimento gradual das lesões pode demorar vários anos.

VERSÃO CURTA

Esta anomalia é caracterizada pelo aumento da produção de pigmentação de melanina em resposta ao fumo do tabaco produzido devido ao hábito de fumar cigarros. Envolve mais frequentemente a gengiva labial anterior, a mucosa bucal, o palato e o bordo lateral da língua, as bochechas, a laringe e o pavimento da boca. As mulheres são mais propensas a desenvolver estas lesões. Apresenta predileção racial envolvendo indivíduos de cor branca. A incidência da melanose do fumador aumenta com a idade do indivíduo e desenvolve-se em 21,5% dos fumadores.

As características clínicas destas lesões podem ser resumidas da seguinte forma,

- Lesões assintomáticas,

- Cor preta acastanhada,

- Lesões maculares discretas ou coalescentes de cor castanha,

- Desenvolve-se na gengiva anexa,

- Pode ocorrer pigmentação branca acinzentada difusa no palato, com áreas vermelhas pontiagudas,

- Forma plana ou irregular,

- Geográfico ou cartográfico,

- Melanose basilar,

- Sem potencial pré-maligno,

- Problemas cosméticos.

http://www.slideshare.net/PraveenaVeena4/pigmented-lesions-of-oral-cavidade

https://en.wikipedia.org/wiki/Smoker%27s melanose

http://www.slideshare.net/vibhutikaul/oral-pigmentation

http://www.slideshare.net/ssuser55e775/pigmented-lesions-of-oral-mucosa

http://www.slideshare.net/dipika005/pigmented-lesions

Capítulo 65. Sialadenite

A sialadenite pode ser definida como uma inflamação dos tecidos das glândulas salivares que afecta predominantemente o acino-parênquima das glândulas. As glândulas salivares principais são mais frequentemente afectadas em infecções agudas. Pode ter uma causa bacteriana, viral ou fúngica.

A patogénese desta doença inflamatória das glândulas salivares envolve,

• Contaminação do ducto salivar e do tecido parenquimatoso pela flora bacteriana oral de forma retrógrada,

• A estase do fluxo salivar através dos ductos e do parênquima causa o avanço da infeção supurativa aguda.

Esta doença mostra uma predileção marcada pelo envolvimento da glândula parótida devido à composição diferente das suas secreções, maioritariamente serosas, em comparação com outras glândulas principais. A saliva mucoide contém lisozima, ácido siálico, glicoproteínas e imunoglobulina A que diminuem a ocorrência de infecções bacterianas.

Foram observados os seguintes factores de risco para a ocorrência de sialadenite,

• Desidratação sistémica,

• Indivíduos imunocomprometidos,

• Doenças crónicas como insuficiência hepática, insuficiência renal, hipotiroidismo, VIH, síndrome de Sjogren,

• Desnutrição,

• Tumores que provocam a compressão dos canais por pressão,

• Dilatação do ducto salivar,

• Velhice,

- Cálculos,

- Má higiene oral.

As características clínicas associadas a várias formas de sialadenite são,

- Início súbito da doença na infeção aguda,

- Dores e desconforto graves,

- Aumento da temperatura corporal,

- Edema pré-auricular ou pós-auricular que se estende para o ângulo da mandíbula,

- Vermelhidão ou eritema,

- Problemas respiratórios,

- Dificuldades de deglutição,

- Descarga espessa de pus aquando da ordenha das glândulas,

- Exerostomia,

- Cheiro desagradável na boca,

- Alterações de sabor,

- Abertura limitada da boca,

- A apresentação bilateral pode ocorrer em 20% dos casos,

- A forma crónica tem origem nas fases agudas da doença.

Para estabelecer o diagnóstico, devem ser efectuados os seguintes exames.

- Hemograma completo,

- Contagem de leucócitos para leucocitose,

- Cultura e teste de sensibilidade do pus libertado,

- Radiografias,

- Tomografia computorizada,

- Ultrassom.

O tratamento desta condição envolve,

- Lavagens com soro fisiológico morno,

- Massagem térmica das glândulas,

- Hidratação com água e gotas de limão sem açúcar,

- Drenagem cirúrgica ou aspiração de pus,

- São prescritos antibióticos adequados,

- Tratamento da causa subjacente,

- A sialografia está contra-indicada.

VERSÃO CURTA

Esta doença inflamatória dos tecidos das glândulas salivares envolve maioritariamente o parênquima acinoso das glândulas. As causas da sua ocorrência vão desde uma simples infeção até à autoimunidade. As secreções salivares mucóides contêm lisozima, ácido siálico, glicoproteínas e imunoglobulina A, o que resulta num menor envolvimento das glândulas salivares produtoras de muco. A desidratação sistémica, a diminuição da imunidade e as doenças sistémicas crónicas estão entre os principais factores predisponentes.

Foram observadas as seguintes características clínicas,

- Início súbito da doença na infeção aguda,

- Dores e desconforto graves,

- Aumento da temperatura corporal,

- Edema pré-auricular ou pós-auricular que se estende para o ângulo da mandíbula,

- Vermelhidão,

- Problemas respiratórios,

- Dificuldades de deglutição,

- Descarga espessa de pus aquando da ordenha das glândulas,

- Boca seca,

- Cheiro desagradável na boca,

- Alteração da perceção do gosto,

- Abertura limitada da boca,

- A apresentação bilateral pode ocorrer em 20% dos casos,

- A forma crónica tem origem nas fases agudas da doença.

http://emedicine.medscape.eom/article/882358-overview#a4

http://www.slideshare.net/UDDent/salivary-glands-disorders-ii

http: //www.slideshare.net/makkahguys/salivary-gland-infections

http://www.slideshare.net/UDDent/salivary-gland-infections-30587480

Capítulo 66. Sialólitos

O sialólito ou sialolitíase pode ser descrito como a formação de pedras e cálculos no interior das glândulas salivares maiores e menores. Um sialólito incompletamente mineralizado é designado por tampão mucoso.

A localização mais comum da ocorrência de cálculos nas glândulas salivares é a glândula submandibular, responsável por cerca de 83% dos casos, seguida da glândula parótida e da glândula sublingual.

As características clínicas desenvolvidas devido à presença de cálculos salivares podem ser descritas como,

- Grau de dor grave,

- Inchaço entre as refeições,

- Descarga de pus do orifício da conduta durante a ordenha,

- Inflamação dos tecidos moles circundantes,

- Ulceração da mucosa sobrejacente,

O exame radiográfico mostra,

- Massas radiopacas de forma oval,

- Múltiplas camadas calcificadas com margens.

O diagnóstico da formação de cálculos é estabelecido com base nos sintomas e sinais clínicos, na ordenha dos cálculos dos ductos e no exame radiográfico.

O tratamento da sialolitíase envolve,

- Manipulação manual de pedras no interior da conduta,

- Incisão cirúrgica feita diretamente sobre o canal,

- Excisão de toda a glândula,

- Antibióticos no desenvolvimento da infeção.

VERSÃO CURTA

Esta doença envolve a acumulação de muco nos ductos, resultando na formação de pedras ou cálculos salivares. A glândula submandibular é a mais frequentemente envolvida devido ao seu elevado conteúdo mucoso, envolvendo aproximadamente 83% de todos os casos. As massas radopacas de forma oval são evidentes nas radiografias.

As características dos sialólitos podem ser dadas como

- Grau de dor grave,

- Inchaço entre as refeições,

- Descarga de pus do orifício da conduta durante a ordenha,

- Inflamação dos tecidos moles circundantes,

- Ulceração da mucosa sobrejacente.

http://www.slideshare.net/ankitavarshney1/disorders-of-salivary-glands

http://emedicine.medscape.com/article/882358-overview#a4

http://www.slideshare.net/UDDent/salivarv-glands-disorders-ii

http: //www.slideshare.net/makkahguys/salivary-gland-infections

http://www.slideshare.net/UDDent/salivarv-gland-infections-30587480

Capítulo 67. Carcinoma de células escamosas

O carcinoma espinocelular oral ou cancro oral pode ser definido como a neoplasia maligna que afecta o epitélio escamoso estratificado da cavidade oral e que tem a capacidade de destruição local e de disseminação metastática à distância.

O cancro oral mais frequente apresenta uma elevada incidência de ocorrência nos seguintes locais orais,

- Lábio inferior,

- Borda lateral da língua,

- Pavimento da boca,

- Palato mole,

- Cristas alveolares,

- Cristas gengivais,

- Mucosa bucal.

A etiologia do desenvolvimento do cancro oral não é claramente compreendida. Os possíveis factores causais são,

- Hábitos tabágicos devido aos carcinogéneos presentes no tabaco, como as nitrosaminas,

- Mastigação de tabaco,

- Consumo excessivo de álcool devido à desidratação das mucosas, ao aumento da permeabilidade das mucosas, à irritação das mucosas e à ação solvente dos carcinogéneos,

- Fumar ao contrário,

- Mastigação de nozes de betal,

- Mastigação de panelas,

- Fumar charuto em bruto,

- Infecções pelo vírus do papiloma humano,

- Irritação crónica devido a próteses dentárias mal adaptadas,

- Fibrose da submucosa oral,

- Má higiene oral,

- Deficiências nutricionais,

- Exposição à radiação e à luz solar,

- Síndrome de Plummer-Vinson.

As formas macroscópicas do carcinoma espinocelular oral são,

- Tipo ulcerativo,

- Tipo papilar ou verrucoso,

- Tipo nodular,

- Tipo escirroso.

A patogénese do cancro oral envolve anomalias no crescimento e multiplicação das células que resultam em,

- Proliferação celular excessiva, crescimento celular descoordenado e infiltração de tecidos a nível celular,

- Desordem dos genes reguladores do crescimento a nível molecular,

- Células neoplásicas caracterizadas pelo aumento dos factores de crescimento, aumento dos receptores dos factores de crescimento, aumento da transdução de sinais e aumento da ativação da transcrição,

- Perturbação do processo de mitose e da síntese proteica,

- Reprodução contínua e formação de proteínas anómalas nas células malignas,

- Anaplasia causada por ADN alterado e alteração dos programas celulares formando novos sinais.

As características clínicas do cancro oral podem ser resumidas da seguinte forma

• Uma ferida na boca que não cicatriza,

• Boca dolorosa,

• Nódulo ou crescimento persistente que causa espessamento das bochechas,

• Mancha branca ou vermelha persistente nas gengivas, língua, amígdalas ou revestimento da boca,

• Dor de garganta,

• Salivação excessiva,

• Dificuldade em mastigar,

• Deglutição,

• Restrição do movimento da língua ou da mandíbula,

• Afrouxamento e mobilidade dos dentes,

• Rouquidão da voz,

• Nódulo no pescoço,

• Perda de peso,

• Cheiro desagradável na boca,

• Halitose,

• Gânglios linfáticos aumentados.

Os estudos histopatológicos mostram estas alterações,

• Lesões bem diferenciadas,

• Elevado grau de mitose celular,

• Queratinização anormal formando pérolas de queratina,

- Hipercromatismo dos núcleos,

- Peomorfismo,

- Ilhas espiteliais,

- Células inflamatórias crónicas, como histiócitos e linfócitos, no estroma do tecido conjuntivo.

O diagnóstico é estabelecido com base na história clínica, no exame das lesões e nos resultados das investigações seguintes,

- Fotografias,

- Biópsia incisional,

- Biópsia FNA,

- Radiografia OPG,

- Coloração das mucosas,

- Luz quimiluminiscente,

- Análises ao sangue,

- RESSONÂNCIA MAGNÉTICA,

- Tomografias computorizadas,

- Ultrassom,

- Endoscopia.

O tratamento do cancro oral envolve a combinação de,

- Cirurgia,

- Quimioterapia,

- Radiografia,

- Terapia de protões,

- Inibidores do fator de crescimento tumoral.

As complicações associadas ao cancro oral são,

- Mucosite,

- Xerostomia,

- Infecções,

- Dor e hemorragia,

- Trismo,

- Hipovascularização,

- Aumento das cáries dentárias,

- Osteonecrose.

VERSÃO CURTA

Uma neoplasia maligna do epitélio escamoso estratificado da boca, caracterizada por invasão local, destruição e metástases à distância, é descrita na categoria de carcinoma de células escamosas. O lábio inferior, o bordo lateral da língua, o pavimento da boca, a crista gengival e alveolar e a mucosa bucal estão entre os locais mais frequentemente afectados pelo seu desenvolvimento.

Os hábitos tabágicos, o consumo excessivo de álcool, as infecções virais e os desequilíbrios nutricionais são os factores predisponentes mais comuns para a ocorrência de cancro oral. A proliferação celular excessiva, o crescimento celular descoordenado e a infiltração de tecidos a nível celular e a desordem dos genes reguladores do crescimento a nível molecular explicam a patogénese do carcinoma oral.

Seguem-se as características do cancro oral,

- Uma ferida na boca que não cicatriza,

- Boca dolorosa,

- Nódulo ou crescimento persistente que causa espessamento das bochechas,

- Mancha branca ou vermelha persistente nas gengivas, língua, amígdalas ou revestimento da boca,

- Dor de garganta,

- Hiper salivação,

- Dificuldade em mastigar,

- Dificuldade em engolir,

- Restrição do movimento da língua ou da mandíbula,

- Afrouxamento e mobilidade dos dentes,

- Rouquidão da voz,

- Nódulo no pescoço,

- Perda de peso,

- Cheiro desagradável na boca,

- Linfadenopatia.

http://www.skincancer.org/skin-cancer-information/squamous-cell-carcinoma

http://www.slideshare.net/preethi95/oral-squamous-cell-carcinoma

http://www.slideshare.net/UDDent/oral-cancer-30317627

http://www.slideshare.net/faryalmangrio/management-of-squamous-cell-carcinoma

http://www.slideshare.net/shabeelpn/oral-cancer-1760277

http: //www.webmd.com/oral-health/ guide/oral-cancer

http://www.slideshare.net/kamalaiims/oral-cancer-pwrpnt

Capítulo 68. Úlcera traumática

As úlceras traumáticas desenvolvem-se nas membranas mucosas orais devido a um episódio ou a uma irritação ou lesões contínuas. Mais frequentemente, estas lesões ocorrem devido a arestas afiadas de dentaduras mal ajustadas ou dentes partidos na superfície da língua ou na mucosa bucal. As úlceras traumáticas podem resultar no desenvolvimento de infecções.

Estas ulcerações superficiais tendem a ocorrer na sequência de eventos como o acidente das superfícies das mucosas durante a mastigação, a ingestão, a mordedura de alimentos ou durante o sono noturno devido a hábitos para-funcionais como o bruxismo. Entre os mecanismos ou factores etiológicos mais comuns encontram-se,

- Mecânica,

- Química,

- Térmica,

- Factício,

- Auto-infligido,

- Induzida por radiação.

As úlceras traumáticas estão entre as ulcerações orais mais frequentes. Indivíduos de todos os grupos etários, bebés recém-nascidos, crianças e adultos podem ser afectados por estas lesões.

As características clínicas associadas às ulcerações traumáticas são,

- Apresentam-se como ulcerações de superfície única,

- Início agudo,

- Curta duração,

- Não são evidentes características sistémicas,

- De carácter doloroso,

- Base amarela e margens avermelhadas.

O diagnóstico é estabelecido com base na história completa, nos sintomas e sinais clínicos e num exame completo.

O tratamento destas lesões envolve a remoção da causa subjacente das ulcerações. A cicatrização ocorre em aproximadamente 7-10 dias. As lesões que não cicatrizam devem ser enviadas para biopsia.

VERSÃO CURTA

Os episódios de trauma, lesão ou irritação que afectam as membranas mucosas orais resultam normalmente no desenvolvimento de ulcerações traumáticas. A irritação mecânica devida a próteses mal ajustadas, cúspides afiadas ou fracturadas, lesões químicas devidas ao uso de aspirina, traumatismo térmico devido a alimentos quentes e lesões auto-infligidas na sequência de anomalias psicológicas contam-se entre os principais factores etiológicos. Estas são consideradas as ulcerações orais mais frequentes.

As características clínicas destas lesões resumem-se a,

- Ulcerações de superfície única na mucosa oral,

- Início agudo das lesões,

- Curta duração,

- Normalmente não são evidentes características sistémicas,

- De carácter doloroso,

- Base amarela e margens avermelhadas.

http://www.slideshare.net/thilankaumeshsugathadasa/oral-ulceration

http: //emedicine.medscape.com/article/1079501 -overview#a5

http://emedicine.medscape.com/article/1079501-treatment

http://www.slideshare.net/sai2207/oral-ulcers

http://www.slideshare.net/algebaly/oral-ulcerscollection

Capítulo 69. Varicela (Catapora)

A varicela ou varicela pode ser considerada uma doença extremamente contagiosa causada pelo vírus varicela zoster (VZV), caracterizada por erupções cutâneas com bolhas, comichão, prurido, febre e letargia. Estas erupções cutâneas afectam inicialmente o estômago, as costas, a cara, a boca e espalham-se por quase todas as partes do corpo.

São produzidas cerca de 200-250 bolhas ou erupções cutâneas que provocam comichão em todo o corpo humano. A varicela afecta mais frequentemente crianças com menos de 10 anos de idade. A ocorrência precoce desta doença resulta no desenvolvimento de imunidade em mais de 90% dos indivíduos durante a infância.

A ocorrência da varicela aumenta nas estações do inverno e da primavera. Propaga-se através de espirros, tosse e contacto direto com a pele. Considera-se que uma pessoa é contagiosa 2 dias antes do aparecimento das erupções cutâneas até à sua transformação em crostas e desenvolve-se 2 semanas após a exposição de pessoas saudáveis.

Os seguintes sintomas e sinais são frequentemente observados nesta doença,

• Erupções cutâneas simétricas vermelhas e com comichão que imitam bolhas,

• Bolhas cheias de líquido nas fases tardias da doença,

• Febre,

• Dor e desconforto abdominal,

• Dor de garganta,

• De carácter contagioso,

• Cansaço e letargia,

• Perda de apetite,

- Dor de cabeça,

- Formação de crostas em 5-7 dias,

- Mal-estar,

- Distribuição centrípeta.

O diagnóstico baseia-se numa história completa e na avaliação clínica das erupções cutâneas. Não é necessário qualquer tratamento especial para a varicela. As crianças devem ser isoladas da escola e dos membros da família durante uma semana. O contacto deve ser evitado para minimizar a sua propagação.

A prevenção da doença pode ser efectuada através da administração da vacina contra a varicela zoster. As complicações da doença são,

- Hemorragia,

- Pneumonia,

- Encefalite,

- Ataxia cerebelar aguda,

- Síndrome de Reye,

- Morte fetal ou malformações congénitas.

VERSÃO CURTA

Pode ser descrita como uma doença contagiosa grave que se manifesta pelo desenvolvimento de erupções cutâneas que provocam bolhas cheias de líquido devido a uma infeção causada pelo vírus da varicela zoster. Estas erupções tendem a afetar todo o corpo humano, incluindo o estômago, as costas, a face, a boca e outras partes. As crianças do grupo etário dos 4 aos 12 anos são predominantemente afectadas. A primavera, o inverno e as estações húmidas são particularmente propensas a favorecer a propagação deste vírus. Os modos de transmissão incluem a propagação pelo ar através de espirros e tosse e o contacto direto com a pele.

As características clínicas podem ser resumidas como,

- Erupções cutâneas simétricas com comichão e de cor vermelha,

- Bolhas cheias de líquido nas fases progressivas da doença,

- Febre,

- Dor abdominal,

- Dor de garganta,

- De carácter contagioso,

- Cansaço e letargia,

- Perda de apetite,

- Dor de cabeça,

- dor nas costas

- Formação de crostas em 5-7 dias,

- Mal-estar,

- Distribuição centrípeta.

http://www.slideshare.net/AshokJaisingani/chicken-pox-12606931

http://www.cdc.gov/chickenpox/about/transmission.html

http://www.nhs.uk/Conditions/Chickenpox/Pages/Introduction.aspx

http://www.slideshare.net/HaleyBishop/chicken-pox-6463519

http://www.slideshare.net/gohilvishal912/chickenpox-34531457

http: //www.slideshare.net/patlibrea/chickenpox-16080838

Capítulo 70. Varix

A variz pode ser descrita como um alargamento, dilatação ou convolução que afecta os vasos sanguíneos, mais frequentemente as veias, que são sujeitos a um aumento da pressão hidrostática, para além do apoio insuficiente dos tecidos adjacentes que os rodeiam. As varizes linguais estão associadas ao desenvolvimento na cavidade oral.

Estas varizes apresentam-se mais frequentemente em vários locais orais, tais como,

- Superfície ventral da língua,

- Pavimento da boca,

- Lábios,

- Mucosa bucal,

- Comissões,

Afecta mais frequentemente adultos com cerca de 50 anos de idade. A incidência de varizes orais aumenta com o avançar da idade de um indivíduo. A deteção do desenvolvimento de varizes antes dos 50 anos de idade indica o envelhecimento prematuro de um indivíduo. O traumatismo provocado pela mordedura dos lábios ou das bochechas pode ser considerado como o fator etiológico.

As características clínicas associadas às varizes orais podem ser resumidas como,

- Lesões indolores,

- Não sujeito a rutura ou hemorragia,

- Tamanho pequeno,

- Formas arredondadas,

- Elevações azuladas, vermelhas ou arroxeadas,

- Esteticamente inaceitável,

- Interferir com a mastigação,

- Localização lateral à veia sublingual,

- Uma associação com varizes nas pernas,

- Não foi documentada qualquer associação com a doença cardio-
pulomonária

perturbações,

- Semelhança com telangiectasia hemorrágica hereditária,

- As varizes linguais apresentam ausência de lesões na pele e nas mucosas

e não

hemorragia, o que as diferencia da telangiectasia hemorrágica hereditária.

O diagnóstico é estabelecido com base numa história completa, num exame clínico e na deteção de sinais característicos da doença.

O tratamento destas varizes inclui,

- Excisão cirúrgica,

- Remoção por criocirurgia ou eletrocirurgia,

- A injeção intralesional de tetradecil sulfato de sódio a 1% é eficaz mas dolorosa,

- Agentes esclerosantes.

VERSÃO CURTA

A dilatação patológica de veias ou vénulas que envolvem principalmente a superfície ventral da língua é designada por varizes. Estas lesões ocorrem em pessoas idosas e tendem a tornar-se progressivamente mais proeminentes com o avançar da idade. As elevações serpentinas tortuosas, de cor azul avermelhada ou arroxeada, representam o quadro típico das varizes linguais. A superfície submucosa é frequentemente nodular ou lobulada. A semelhança clínica e histológica com os hemangiomas é evidente. Estes podem desenvolver-se devido a traumatismos provocados por mordeduras dos lábios ou das bochechas.

As características das varizes são,

• De carácter assintomático,

• Não romper ou sofrer hemorragia,

• Tamanho pequeno,

• Formas arredondadas,

• Elevações azuladas, vermelhas ou arroxeadas,

• Esteticamente inaceitável,

• Ocorre uma interferência na mastigação,

• Localização lateral à veia sublingual,

• Uma associação com varizes nas pernas,

• Não foi documentada qualquer associação com a doença cardio-pulomonária

perturbações,

• Semelhança com telangiectasia hemorrágica hereditária,

• As varizes linguais apresentam ausência de lesões na pele e nas mucosas e não

hemorragia, o que as diferencia da telangiectasia hemorrágica hereditária.

http: //www.medicinenet. com/script/main/art.asp?articlekey=5960

http://medical-dictionary.thefreedictionary.com/varix

http://www.slideshare.net/vibhutikaul/oral-pigmentation

https://www.scribd.com/doc/30292322/Developmental-Disturbances-of-_a-Mucosa-Oral-Gengiva-e-Língua

http://www.slideshare.net/ssuser55e775/pigmented-lesions-of-oral-mucosa

Capítulo 71. Nevo de Esponja Branco

O nevo esponjoso branco pode ser descrito como uma perturbação hereditária da pigmentação, com um padrão de hereditariedade autossómica, que se caracteriza pelo desenvolvimento de lesões esponjosas brancas nas membranas mucosas, envolvendo predominantemente a cavidade oral. Também pode ser designada como leucoceratose congénita, mucosa oris, leucoceratose hereditária, gengivoestomatite de pregas brancas, naevus epitelial oral e naevus esponjoso branco oral.

A etiopatogénese do nevo esponjoso branco envolve mutações genéticas que afectam os genes que codificam a formação das queratinas 4 e 13 e as células acumulam-se na superfície do epitélio.

As lesões podem ser congénitas ou algumas podem apresentar-se na adolescência. Os locais mais frequentes de ocorrência são a mucosa bucal, a língua e a mucosa vestibular.

As características clínicas desta lesão podem ser descritas como,

- De carácter assintomático,

- Apresentação bilateral das lesões intra-orais em quase todos os casos,

- Lesões com dobras profundas,

- Cor branca ou acinzentada,

- Superfície irregular, macia e esponjosa,

- As superfícies podem descascar-se com uma fricção suave sem sangrar,

- Opalescência difusa, irregular e translúcida,

- Mimetiza o leucoedema.

O exame histológico destas lesões revela,

- Espessamento epitelial,

- Hiperqueratinização ligeira a moderada desde a superfície até à profundidade do espinho,

- Acantose e espongiose,

- Edema intracelular da camada espinhosa,

- As células afectadas pelo edema intercelular apresentam citoplasmas vacuolados e núcleos encolhidos,

- Apenas as paredes celulares e os núcleos são visíveis, o que se designa por aspeto em cesta,

- Sem inflamação na lâmina própria,

- Células basais intactas.

O diagnóstico pode ser confirmado com base na história, no exame clínico e na histopatologia das lesões. Deve ser efectuada uma biopsia destas lesões e pode ser feita uma análise genética.

O tratamento destas lesões envolve,

- Explicação e tranquilização,

- Antibióticos tópicos,

- Antibióticos sistémicos,

- Terapêuticas antifúngicas tópicas e orais.

VERSÃO CURTA

Esta lesão pigmentada rara e hereditária das membranas mucosas orais é caracterizada pelo desenvolvimento de lesões esponjosas brancas que afectam principalmente as membranas mucosas orais. Tem um padrão de hereditariedade autossómico dominante. As mutações nos genes que codificam a formação das queratinas 4 e 13 são responsáveis pela sua ocorrência. A mucosa bucal, a língua e a mucosa vestibular são os locais intra-orais dominantes que apresentam o nevo esponjoso branco. Tanto as crianças à nascença como os adultos têm propensão para sofrer destas lesões.

As características clínicas comuns podem ser resumidas como,

• De carácter assintomático,

• Apresentação bilateral das lesões intra-orais em quase todos os casos,

• Lesões com dobras profundas,

• Lesões de cor branca ou acinzentada,

• superfície macia, irregular e esponjosa,

• As superfícies podem descascar-se com uma fricção suave sem sangrar.

https://www.scribd.com/doc/30292322/Developmental-Disturbances-of-_a-Mucosa-Oral-Gengiva-e-Língua

http://www.dermnetnz.org/topics/white-sponge-naevus/

http://www.slideshare.net/uqudent/white-lesions

http: //www.slideshare.net/al gebaly/white-lesions-ppt

https://ghr.nlm.nih.gov/condition/white-sponge-nevus

Capítulo 72. Verruga vulgar

As verrugas vulgares são tumores benignos caracterizados pelo desenvolvimento de lesões queratóticas após infecções localizadas causadas por numerosos subtipos de vírus do papiloma humano. Estes pequenos vírus de ADN pertencem ao grupo de vírus paovírus.

As verrugas comuns são particularmente prevalentes em crianças dos 9 aos 16 anos de idade, bem como em adolescentes, e envolvem as superfícies mucocutâneas. Os vírus do papiloma humano podem ser transmitidos tanto através de objectos como de seres humanos.

A localização mais frequente de ocorrência é na pele das mãos, dedos, joelhos, cotovelos, lábios, palato duro, gengivas e bordo lateral da língua. A incidência de verrugas comuns foi estimada em 7%-10% da população.

As características clínicas das verrugas podem ser descritas como,

- Lesões de cor branca,

- Sésseis e verrucosos,

- Massas elevadas solitárias ou múltiplas,

- Margens ou bordos discretos das lesões,

- Padrão de crescimento localizado,

- Apresenta-se nas superfícies gengivais queratinizadas e no palato,

- Aumentam rapidamente e depois ficam estáveis,

- O tamanho continua a ser inferior a 5 mm,

- Lesões pontiagudas e proeminentes na língua,

- De carácter contagioso,

- Difícil de distinguir dos papilomas.

Os estudos histológicos mostram,

- Massa polipoide,

- Acantose epitelial, paraqueratose e paplilomatose,

- Base mais alargada,

- Koilocitose na camada superficial,

- Inclusões epidérmicas de grandes dimensões de cor rosa,

O diagnóstico das lesões depende do exame clínico e da histopatologia. O diagnóstico diferencial inclui,

- Hiperplasia epitelial focal,

- Papiloma escamoso oral,

- Líquen plano oral,

- Leucoplasia oral,

- Carcinoma verrucoso oral e,

- Carcinoma escamoso oral.

A excisão cirúrgica é o tratamento de eleição.

VERSÃO CURTA

Trata-se de lesões queratóticas benignas de natureza contagiosa devido a infecções localizadas de vírus do papiloma humano. As crianças entre os 9 e os 15 anos de idade são as mais frequentemente afectadas. Os adultos também podem desenvolver estas lesões.

A incidência de verrugas comuns varia entre 7% e 10% da população. As mãos, os dedos, os joelhos, os cotovelos, os lábios, o palato duro, as gengivas e o bordo lateral da língua são os locais mais comuns de ocorrência.

As características comuns das verrugas incluem,

- Crescimentos de cor branca,

- Séssil e verrucoso,

- Solitário ou com várias elevações,

- Margens ou bordos discretos das lesões,

- Padrão de crescimento localizado,

- Apresenta-se nas superfícies gengivais queratinizadas e no palato,

- Aumentam rapidamente e depois tornam-se estáveis,

- O tamanho continua a ser inferior a 5 mm,

- Lesões pontiagudas e proeminentes na língua.

http: //www.medicinenet. com/image- collection/verruca vulgaris picture/picture.htm http://www.webmd.com/skin-problems-and-treatments/picture-of-verruca- vulgaris-warts

http://www.slideshare.net/HimaFarag/viral-infectionshumanpapilomavirus-infeção

http://www.slideshare.net/NationalVerrucaFoundation/verruca-stats-slides

http://www.ncbi.nlm.nih.gov/pmc/articles/PMC4333997/

http://www.slideshare.net/UDDent/a-viral-infections-of-mouth

Capítulo 73. Carcinoma verrucoso

O carcinoma verrucoso pode ser definido como uma variante maligna e bem diferenciada do carcinoma espinocelular oral, de desenvolvimento raro, que afecta indivíduos com o hábito de mastigar tabaco em excesso ou de consumir tabaco através do rapé oral. É também designado por cancro do fumador.

Na cavidade oral, afecta normalmente a mucosa bucal, seguida da crista alveolar mandibular, da gengiva e da língua. Menos frequentemente ocorre no pavimento da boca. Apresenta-se normalmente por volta dos 60 anos de idade, afectando predominantemente os homens.

Os factores etiológicos incluem,

- Mastigação de tabaco,

- Hábitos de imersão do sufixo,

- Utilizar tabaco sem combustão humedecido.

A apresentação clínica do carcinoma verrucoso inclui,

- Crescimento lento, exfítico, papilar,

- Superfície de seixos brancos,

- Superfície semelhante a uma verruga,

- Múltiplas pregas semelhantes a rugas com uma fenda profunda entre elas,

- Pode ser simples ou múltiplo,

- Pode ocorrer invasão local,

- Não metastatiza,

- Sensibilidade dos gânglios linfáticos regionais,

- Gânglios linfáticos aumentados em infecções secundárias.

A histopatologia revela,

- Hiperplasia epitelial ,

- Camada espessa de paraqueratina que cobre a superfície papilar,

- Cristas de rete acantóticas alargadas em forma de bolbo,

- Para obstrução da queratina,

- Massas altamente diferenciadas,

- Atividade mitótica anormal,

- Não se observa atipia celular,

- Estão presentes microcistos e pérolas epiteliais,

- Margens bem demarcadas,

- Infiltrado celular inflamatório intenso nos tecidos conjuntivos subjacentes,

- Membrana basal intacta.

O diagnóstico das lesões depende do exame clínico e histopatológico. O tratamento destes tumores malignos requer,

Remoção cirúrgica,

- Terapia laser.

O prognóstico é bom.

VERSÃO CURTA

Uma variante bem diferenciada do carcinoma espinocelular, que ocorre raramente, apresenta um potencial maligno e tem sido associada ao hábito excessivo de mascar tabaco e de fumar rapé. Os homens têm maiores probabilidades de sofrer deste cancro, especialmente após os 60 anos de idade. A mucosa bucal, a crista alveolar mandibular, a gengiva, a língua e o pavimento da boca são susceptíveis de serem afectados. O prognóstico é bom após o tratamento efectuado.

Seguem-se as principais características clínicas destas lesões,

- Padrão de crescimento lento,

- Crescimento exofítico e papilar,

- Superfície de seixos brancos,

- Superfície semelhante a uma verruga,

- Múltiplas pregas semelhantes a rugas com uma fenda profunda entre elas,

- Pode ser simples ou múltiplo,

- Invasão local,

- Não metastatiza,

- Os gânglios linfáticos regionais são sensíveis,

- Linfadenopatia em infecções secundárias.

https://www.ahns.info/presidents/SpiroPresidentialAddress.pdf

http://emedicine.medscape.com/article/1101695-overview

http://www.ncbi.nlm.nih.gov/pmc/articles/PMC2853822/

Capítulo 74. Vitiligo

O vitiligo pode ser descrito como uma doença crónica da pele que se pode desenvolver após o nascimento ou em qualquer período da vida e que se caracteriza pela ocorrência de manchas ou marcas brancas em todo o corpo humano, incluindo as superfícies faciais. A sua ocorrência pode ser localizada ou generalizada.

Pode aparecer no corpo em qualquer idade, iniciando-se normalmente por volta da segunda e terceira décadas de vida. Aparece mais frequentemente na face, acima dos olhos, pescoço, axilas, narinas, mamilos, cotovelos, órgãos genitais, braços, virilhas e joelhos. Os locais de lesão também podem ser afectados.

A incidência do vitiligo foi estimada em 1-200 da população mundial. Ambos os sexos têm as mesmas probabilidades de desenvolver esta anomalia, sem qualquer predileção racial específica. No entanto, aparece muito proeminente em pessoas de cor escura.

A etio-patogénese envolve a morte completa ou a perda funcional das células produtoras de melanina do corpo, resultando numa quantidade deficiente de melanina distribuída por vários locais do corpo. Pode estar associada a,

* Medicamentos como os antimaláricos,

* Doenças auto-imunes,

* Doença de Addison,

* Anomalias da tiroide,

* Anemia perniciosa,

* Diabetes tipo I,

* Alopécia areata,

* Doenças oculares,

- Doenças do ouvido.

As características clínicas podem ser resumidas como,

- Manchas brancas na pele,

- Envelhecimento dos cabelos do couro cabeludo, das pestanas, das sobrancelhas e da barba,

- Perda de cor nos tecidos intra-orais,

- Diferentes tonalidades de cor em manchas únicas, conhecidas como tricrómio,

- Envelhecimento prematuro do cabelo em membros da família,

- Fenómeno Koebner,

- Stress emocional ou físico associado.

A histopatologia revela,

- Ausência de melanócitos,

- Morte celular mostrando manchas periféricas despigmentadas,

- Dilatação do RER nos melanócitos,

- Inflamação na derme.

O diagnóstico do vitiligo requer um exame clínico e histopatológico, para além de,

- História familiar de doença,

- Qualquer erupção cutânea, queimadura solar, lesão nos 2-3 meses seguintes à pigmentação,

- Envelhecimento prematuro do cabelo antes dos 35 anos de idade,

- Stress ou traumas psicológicos,

- Exame oftalmológico,

- Análises ao sangue, ou seja, hemograma,

- Perda de peso corporal total,

- Níveis de TSH,

- Avaliação da DM,

- Exame oftalmológico.

A gestão da doença envolve,

- Terapias cosméticas,

- PUVA, tópico e sistémico,

- Corticosteróides,

- Cirurgia,

- Éter monobenzílico de hidroquinona.

VERSÃO CURTA

É definida como uma doença crónica da pele caracterizada pelo desenvolvimento de manchas brancas em qualquer parte do corpo humano. A sua apresentação pode ser localizada ou generalizada. Pode afetar tanto o sexo masculino como o feminino, sem qualquer predileção de género. A morte das células dos melanócitos ou a sua produção reduzida está associada à ocorrência desta doença. A face, por cima dos olhos, o pescoço, as axilas, as narinas, os mamilos, os cotovelos, os órgãos genitais, os braços, as virilhas e os joelhos são os locais normalmente afectados no corpo.

As características clínicas do vitiligo podem ser descritas como,

- Sem dor ou desconforto associados,

- Manchas brancas na pele,

- Envelhecimento dos cabelos do couro cabeludo, das pestanas, das sobrancelhas e da barba,

- Perda de cor nos tecidos intra-orais,

- Diferentes tonalidades de cor em manchas únicas, conhecidas como tricrómio,

* Envelhecimento prematuro do cabelo em membros da família,

* Stress emocional ou físico associado e ansiedade.

http://www.slideshare.net/drangelosmith/vitiligo-37497030

http://www.mayoclinic.org/diseases-
conditions/vitiligo/basics/definition/con-20032007

https://www.aad.org/public/diseases/color-problems/vitiligo

http: //www.nature.com/bdj/j ournal/v218/n9/full/sj .bdj.2015.353.html

http://www.ncbi.nlm.nih.gov/pubmed/25657420

http://www.slideshare.net/VitiligoGuide/vitiligo-2812227

http://www.slideshare.net/VishnuNarayanan5/vitiligo-24468641

Capítulo 75. Granuloma traumático oral

O granuloma traumático é basicamente uma doença pouco frequente, autolimitada e de natureza benigna, caracterizada pela formação de lesões reactivas na cavidade oral, especialmente envolvendo os tecidos da língua. As lesões da mucosa oral produzem um defeito localizado da superfície, juntamente com a destruição do epitélio de cobertura, resultando na exposição de tecidos conjuntivos inflamados.

A patogénese exacta destas lesões é desconhecida. O traumatismo e a lesão dos músculos têm sido considerados como o principal mecanismo etiológico do seu desenvolvimento. Afecta predominantemente o sexo masculino em comparação com o sexo feminino.

Ocorre a morte molecular do epitélio. Seguem-se as numerosas causas do desenvolvimento de granulomas traumáticos,

- Úlcera eosinofílica ou granuloma traumático devido a lesões musculares,

- Mecânica devido à mordedura, cúspides dentárias afiadas, próteses mal ajustadas,

- Químico devido a colutórios anti-sépticos e comprimidos de Aspirina,

- Térmica devido a bebidas e alimentos quentes,

- Facciosa devido ao stress, ansiedade e perturbações emocionais, ou seja, roer as unhas, mastigar e morder os lábios,

- Radiação.

As características clínicas das lesões são,

- Úlcera crónica e bem demarcada,

- Dor e desconforto,

- Sensação de queimadura,

- Uma massa de tecido endurecido,

- Formação de sarna,

- Crostas na superfície da pele,

- Mimetiza o carcinoma de células escamosas.

Microscopicamente e histologicamente revela,

- Exsudados fibrosos em camadas espessas,

- Infiltração celular polimórfica difusa predominantemente por eosinófilos e histiócitos nas camadas profundas,

- Extensão profunda para a submucosa,

- Degeneração dos tecidos musculares subjacentes,

- Massa de fibrina com células mortas e moribundas,

- As células secas formam uma crosta na superfície,

- Vasos sanguíneos dilatados que formam tecido de granulação,

- Infiltrado pesado de células plasmáticas.

O diagnóstico é confirmado com base na etiologia, no exame clínico e no exame microscópico e histológico.

O granuloma é geralmente auto-limitado e está associado a uma resolução espontânea.

VERSÃO CURTA

Trata-se de uma lesão incomum, não maligna, auto-resolvente e reactiva na cavidade oral, que envolve predominantemente os músculos da língua. É também designada por granuloma traumático, úlcera eosinofílica ou granuloma eosinofílico dos tecidos moles.

A patogénese não é clara, mas foi observada uma forte associação com lesões musculares. Os homens são mais frequentemente afectados por esta lesão.

As características clínicas associadas ao granuloma traumático são,

- Ulceração crónica e bem demarcada,

- Sensação de dor associada,

- Sensação de queimadura,

- Endurecimento da massa tecidular,

- Formação de sarna,

- Crostas na pele.

http: //www.ncbi .nlm.nih.gov/pubmed/20089067

http://www.slideshare.net/yasminmoidin/single-ulcers

http://www.slideshare.net/sai2207/oral-ulcers

http://www.slideshare.net/drroshnimaurya/ulcers-52979396

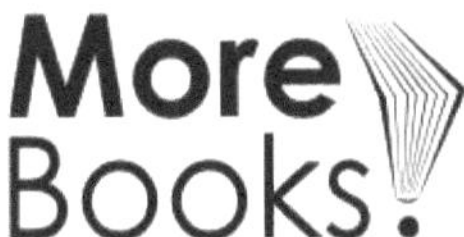

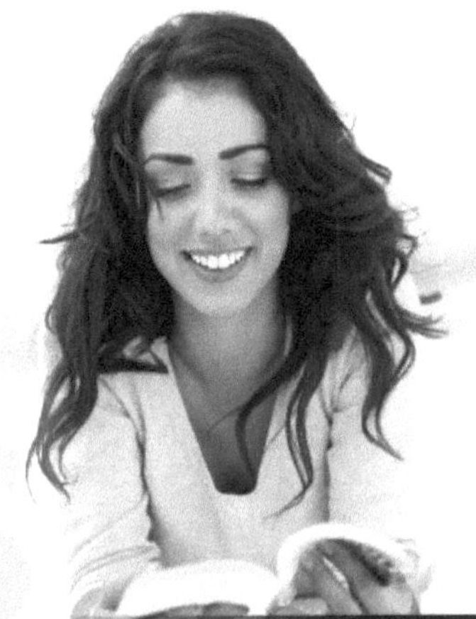

I **want** morebooks!

Buy your books fast and straightforward online - at one of world's fastest growing online book stores! Environmentally sound due to Print-on-Demand technologies.

Buy your books online at
www.morebooks.shop

Compre os seus livros mais rápido e diretamente na internet, em uma das livrarias on-line com o maior crescimento no mundo! Produção que protege o meio ambiente através das tecnologias de impressão sob demanda.

Compre os seus livros on-line em
www.morebooks.shop

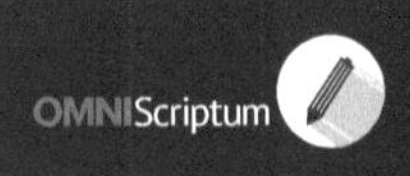

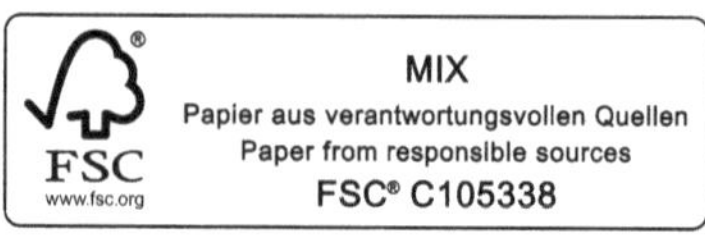

Printed by Books on Demand GmbH, Norderstedt / Germany